Bereit für meinen Arztbesuch

Ein Buch über den Arztbesuch für Kinder

Dieses Buch gehört:

Geschrieben von Dr. Fei Zheng-Ward   Illustiert von Moch. Fajar Shobaru

Urheberrecht 2024 Fei Zheng-Ward

Alle Rechte vorbehalten. Publiziert von Fei Zheng-Ward, einem Imprint von FZWbooks.

Kein Teil dieses Buches darf ohne vorherige schriftliche Genehmigung des Inhabers des Urheberrechtes kopiert, reproduziert, aufgenommen, übertragen oder in irgendeiner elektronischen oder physischen Form gespeichert werden.

ISBN 979-8-89318-047-3 (eBook)
ISBN 979-8-89318-046-6 (Taschenbuch)

Ein Arzt ist speziell ausgebildet, damit du wieder gesund wirst, wenn du krank bist - oder dich gesund zu halten, wenn du dich gut fühlst, in dem er mögliche Krankheiten oder Probleme erkennt.

Du kannst den Arzt also auch besuchen, wenn du dich gesund fühlst.

Auch deine Mama, dein Papa und deine Großelter gehen zu ihren Ärzten.

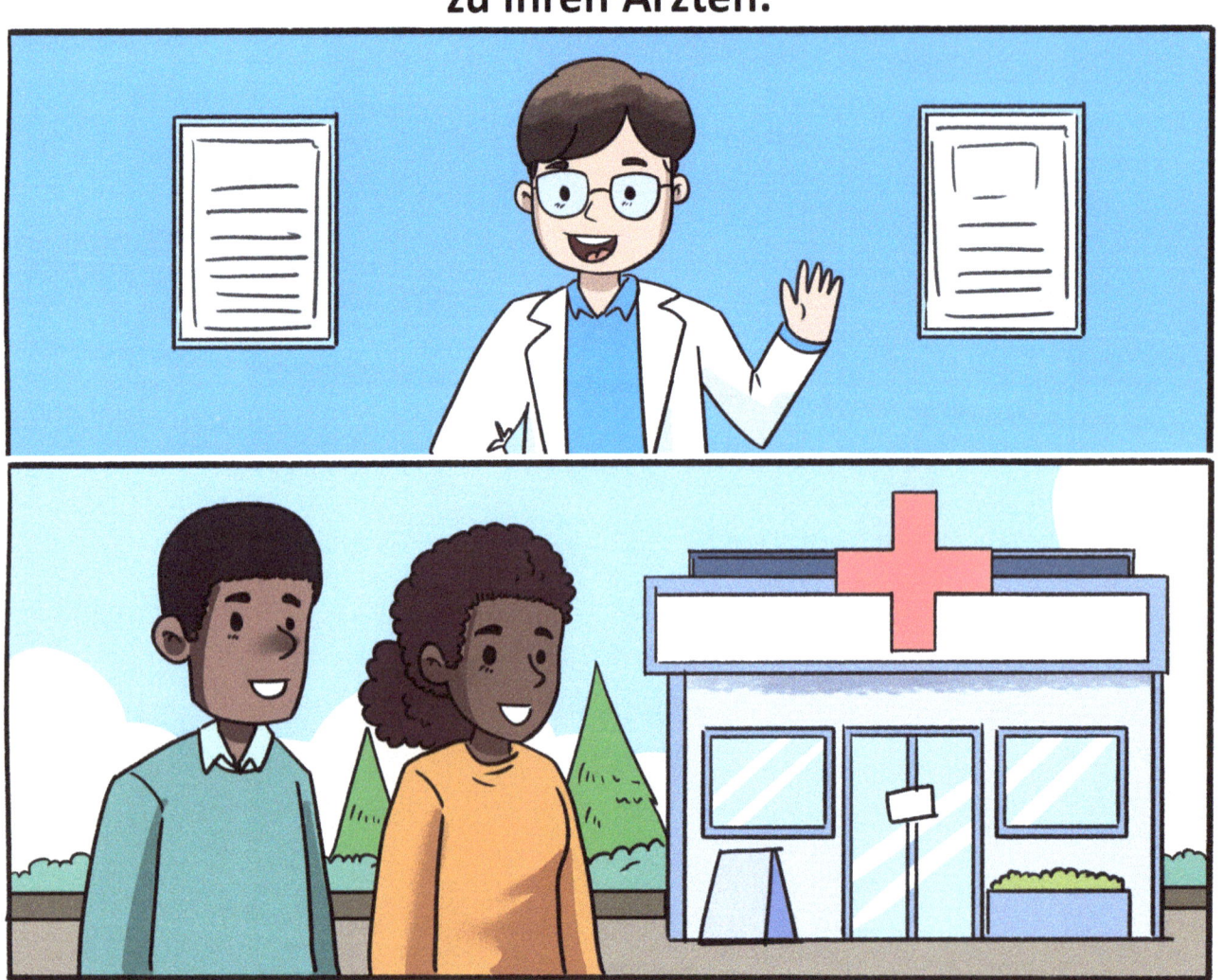

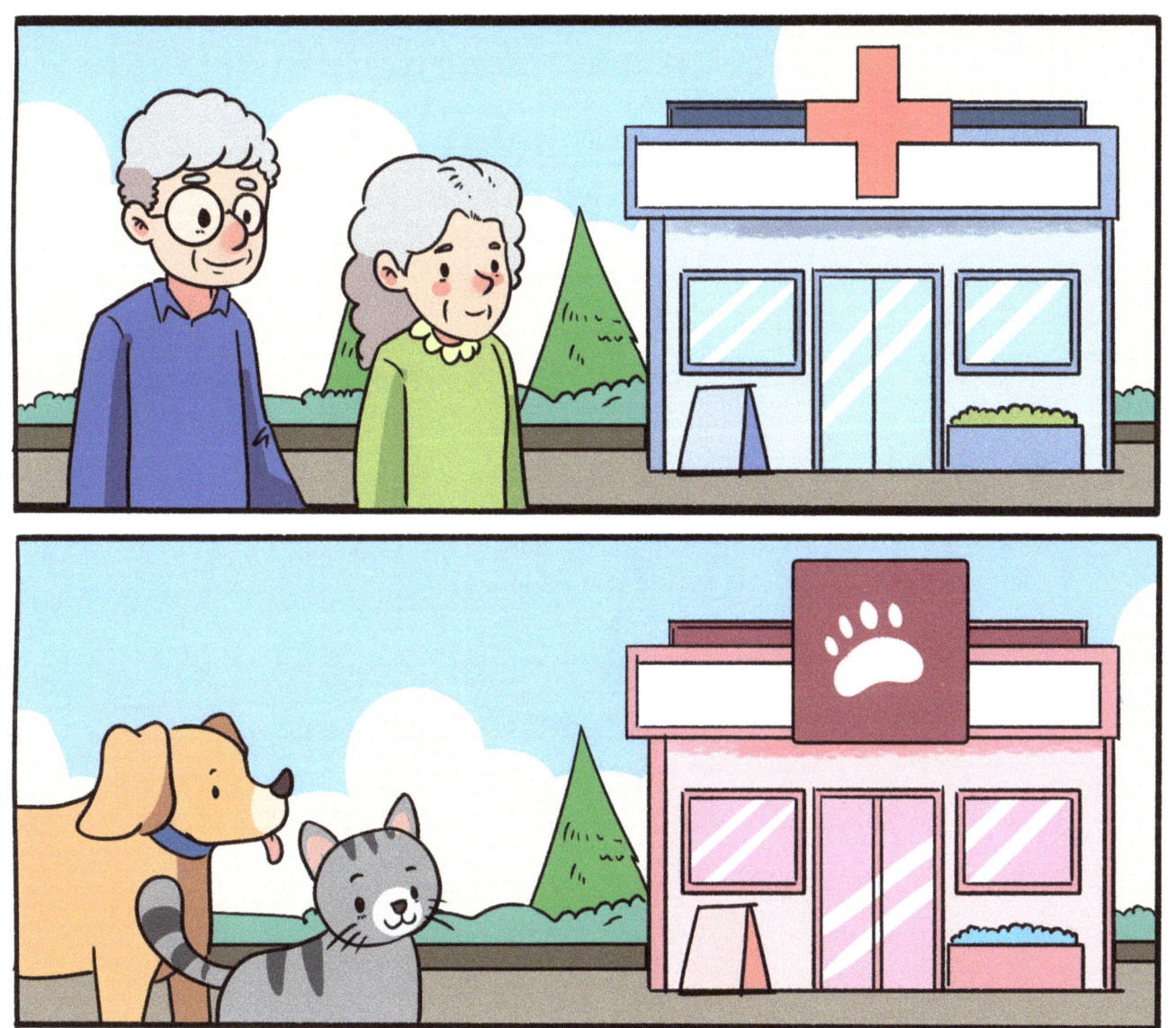

Wusstest du, dass es auch für Hunde und Katzen einen extra Arzt gibt? Der nennt sich Tierarzt.

Warst du schon einmal bei einem Arzt?

Kreise deine Antwort ein: Ja   oder   Nein

Am Tag deines Arzttermins kommst du in die Praxis.

Du kannst dein Lieblingsspielzeug oder auch deine Lieblingsdecke mitnehmen.

Vielleicht fühlst du dich ein wenig nervös - aber das ist in Ordnung.

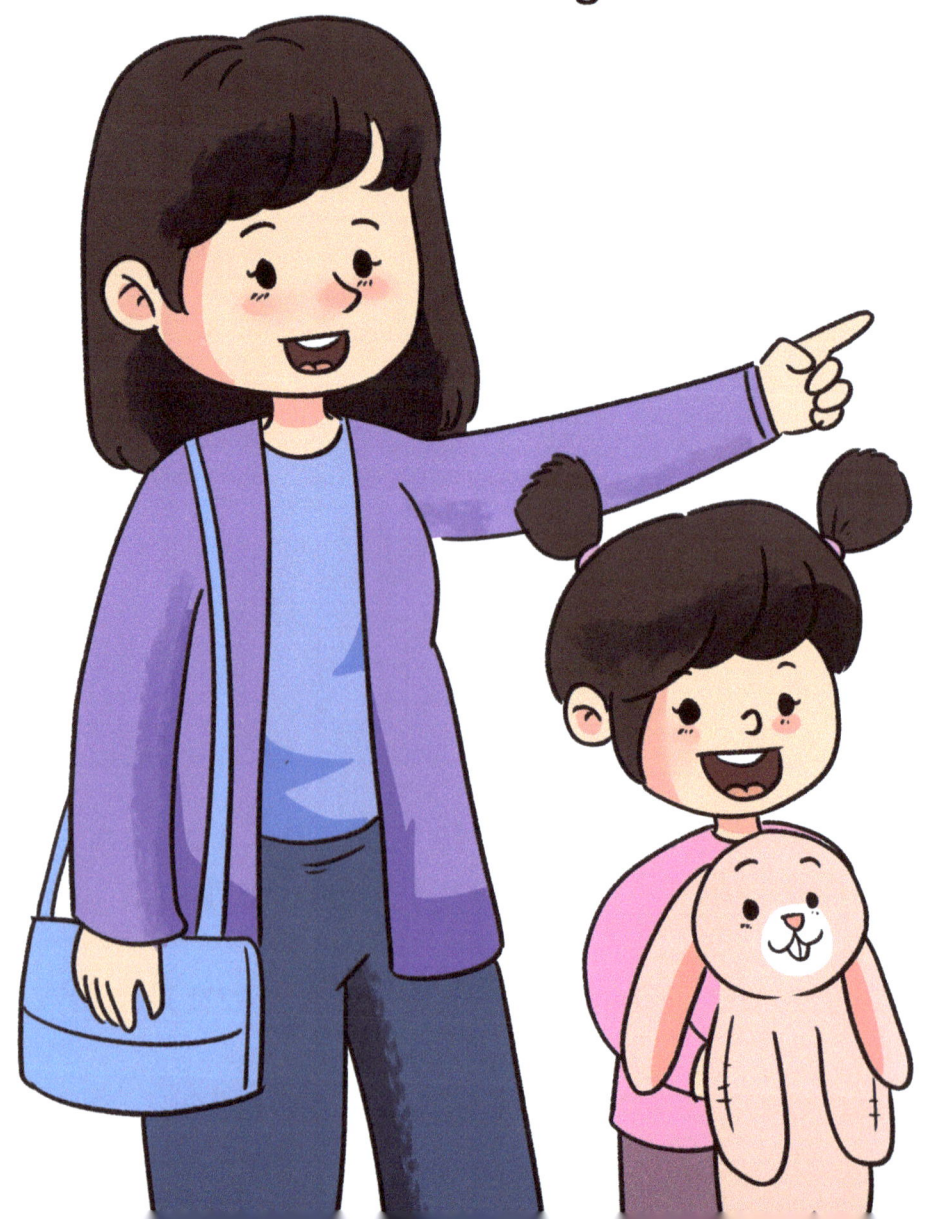

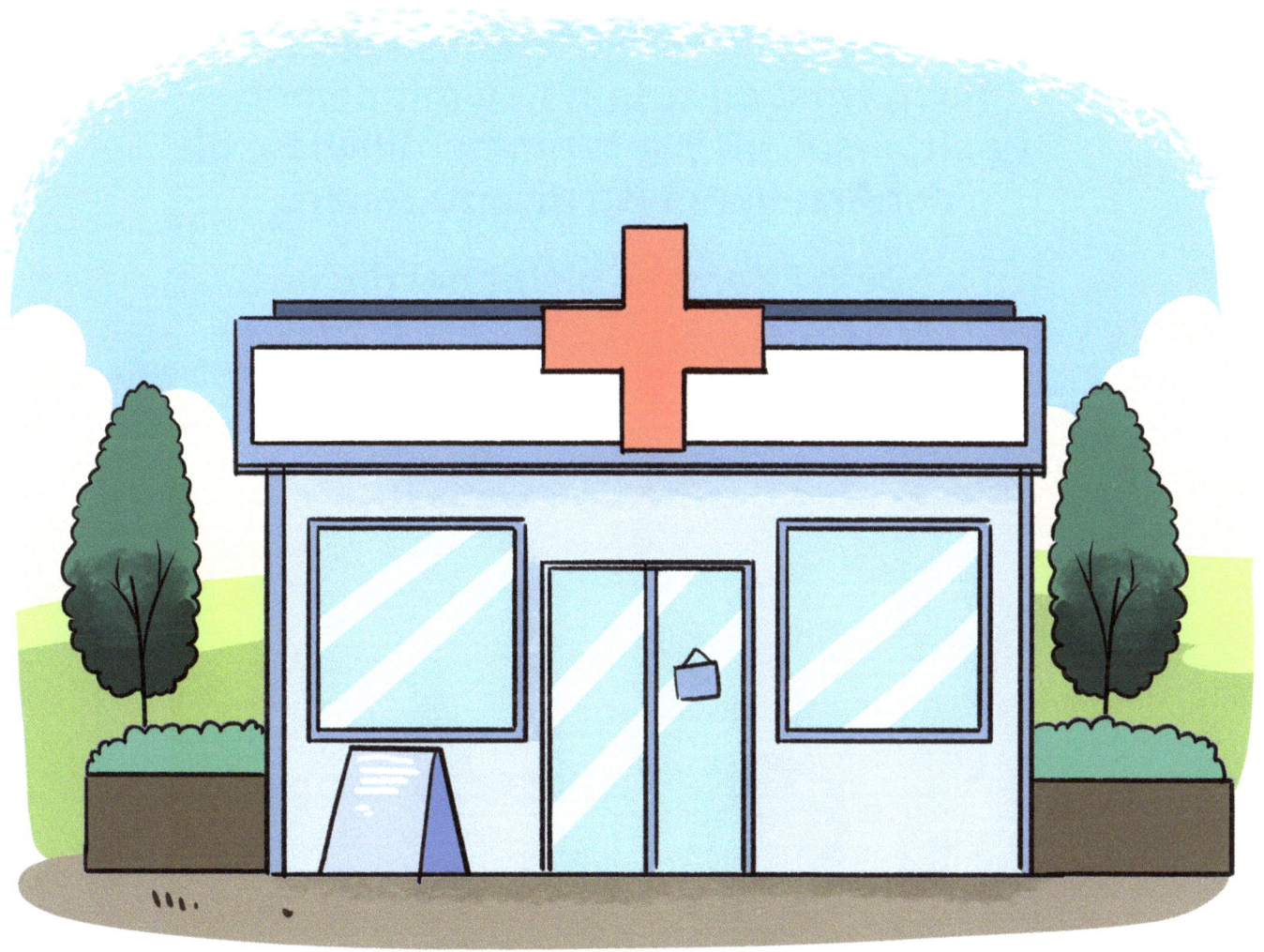

Was möchtest du mitnehmen?

Schreibe oder male deine Antwort hier:

_____

Nachdem ihr euch am Empfang angemeldet habt, wirst du zusammen mit deiner Begleitperson im Wartezimmer bleiben, bis der Arzt bereit ist, dich zu sehen.

Dein Elternteil bleibt bei dir.

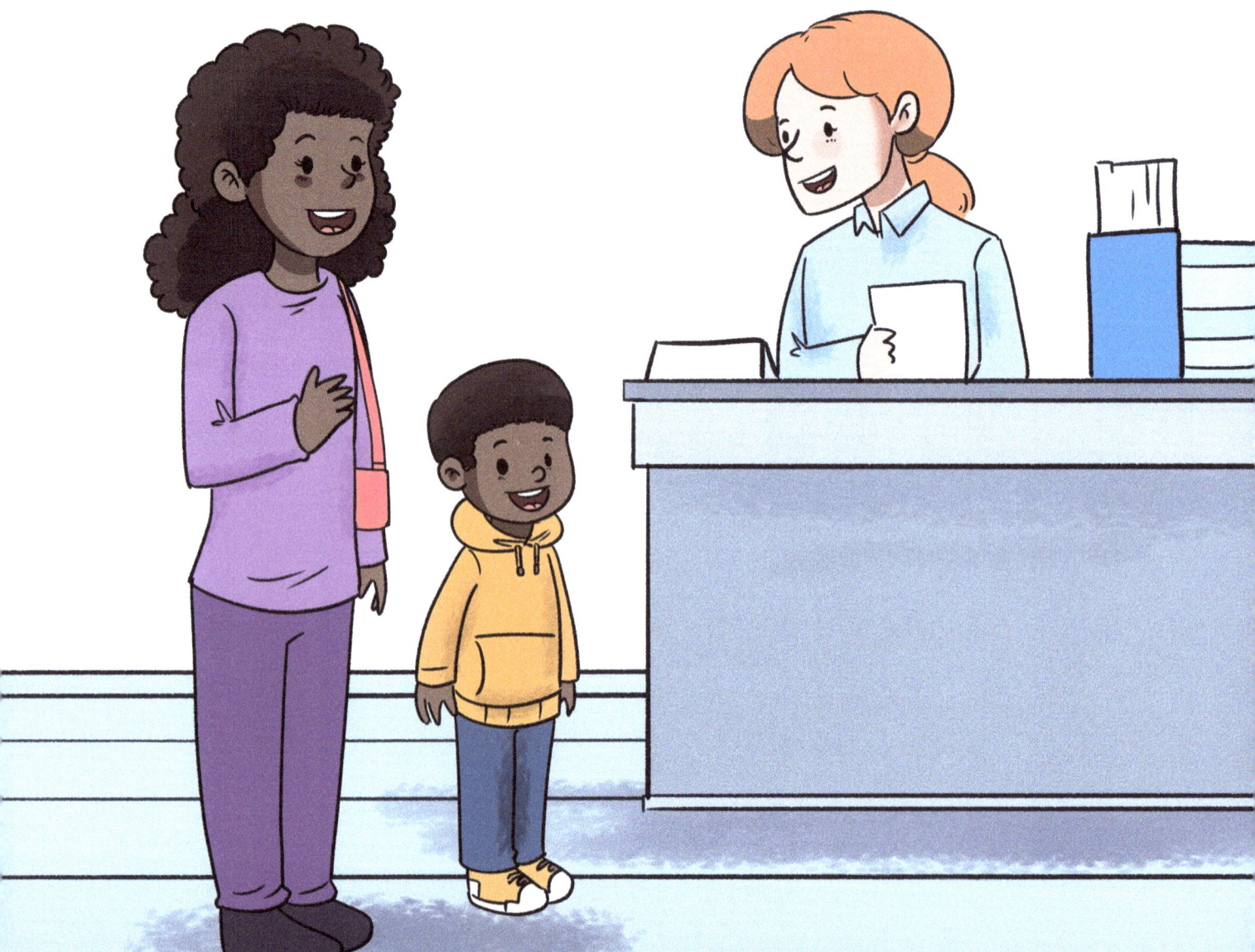

_____, du schaffst das!
(Schreib hier deinen Namen hin)

Alle sind hier, um dich zu unterstützen und anzufeuern!

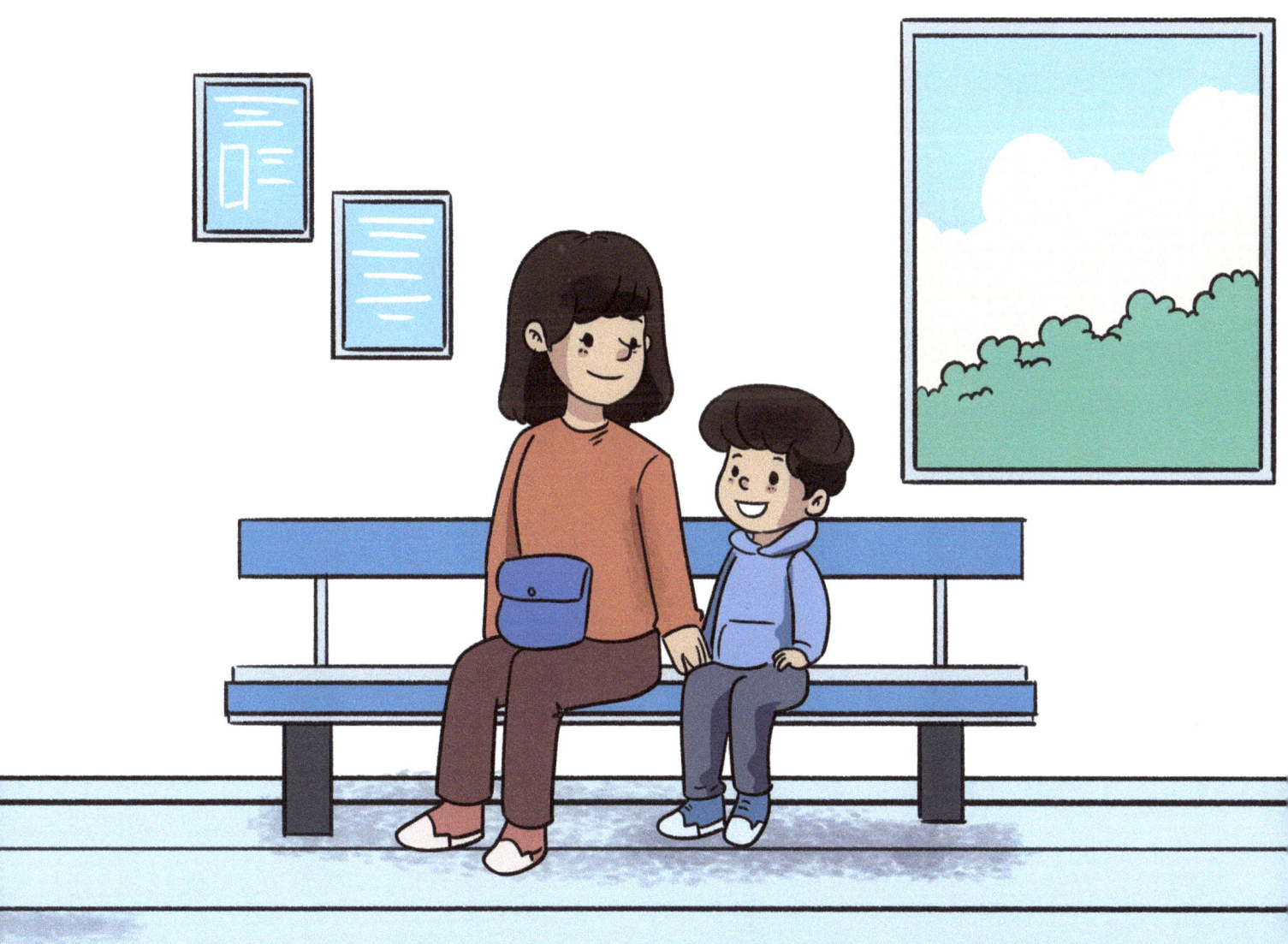

Die Krankenschwester, die Helferin des Arztes, wird dein Gewicht und deine Größe messen, bevor der Arzt dazu kommt.
Weißt du schon, wie groß du bist?
Weißt du auch, wie viel du wiegst?

Mein Gewicht ist: Meine Größe ist:

_____   _____

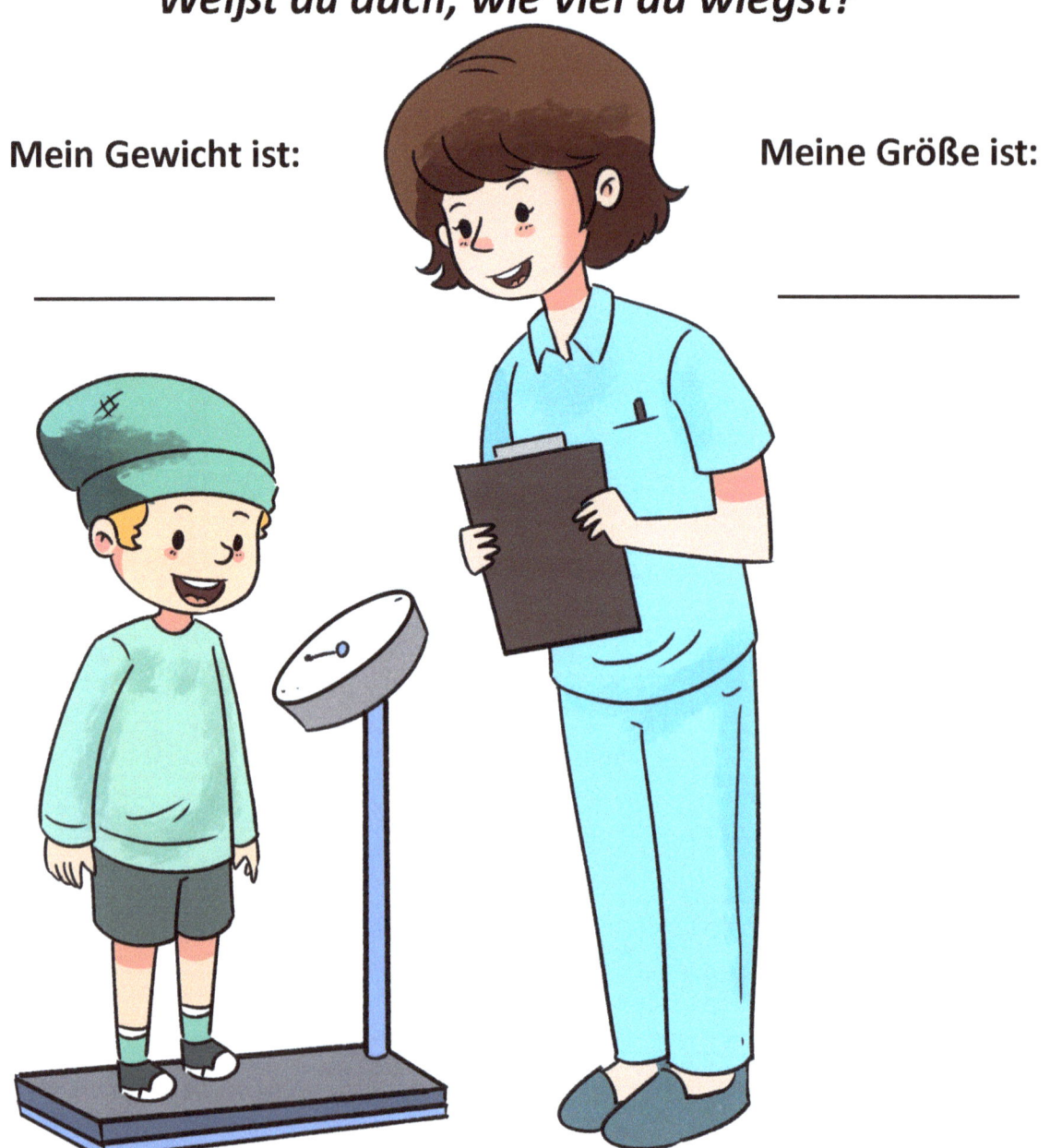

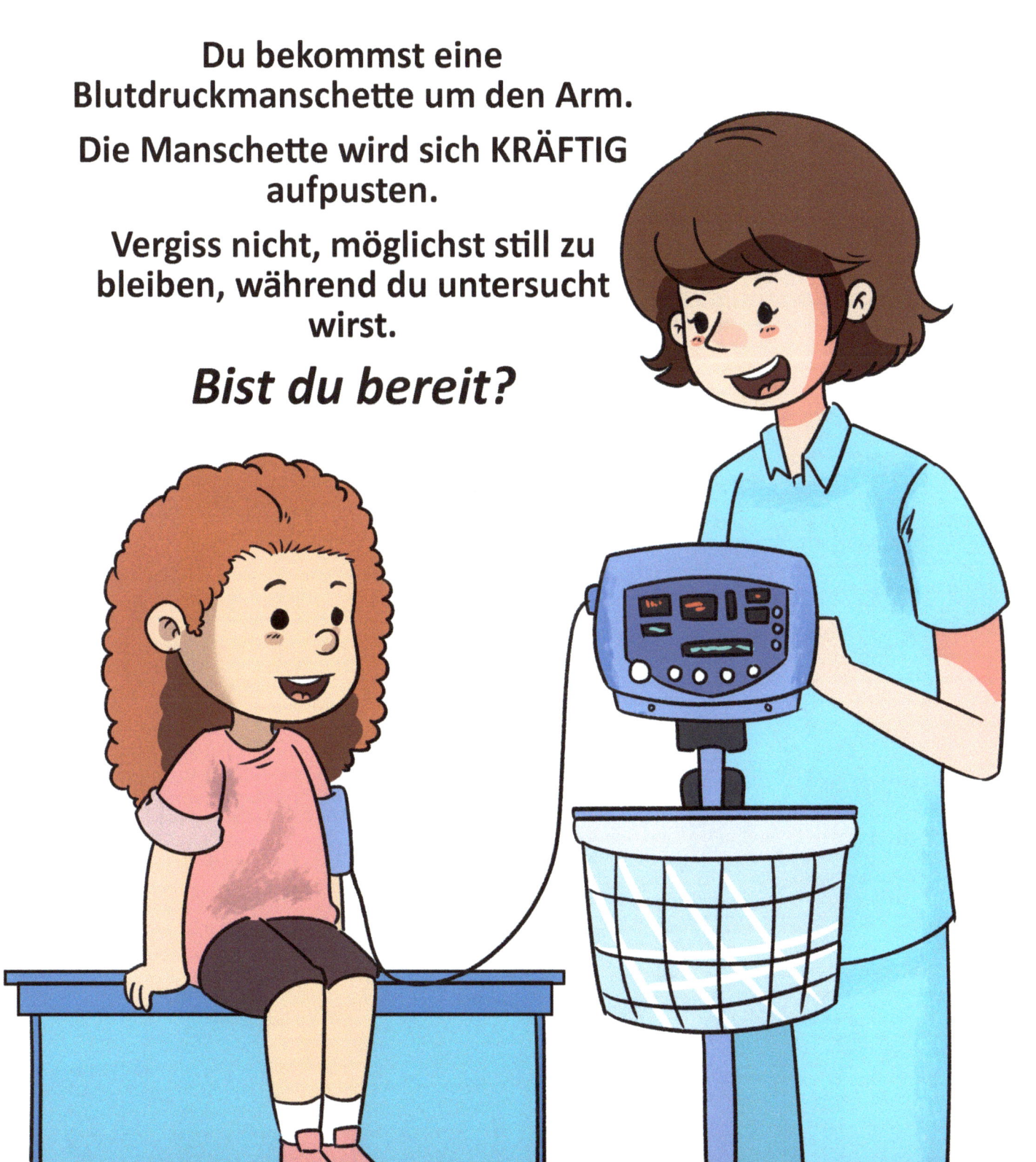

Die Krankenschwester wird auch deinen Herzschlag, den Sauerstoffgehalt in deinem Blut und die Temperatur mit verschiedenen Geräten messen.

Meine Vitalzeichen sind:

Sauerstoffgehalt

_____ %

Blutdruck

_____ / _____

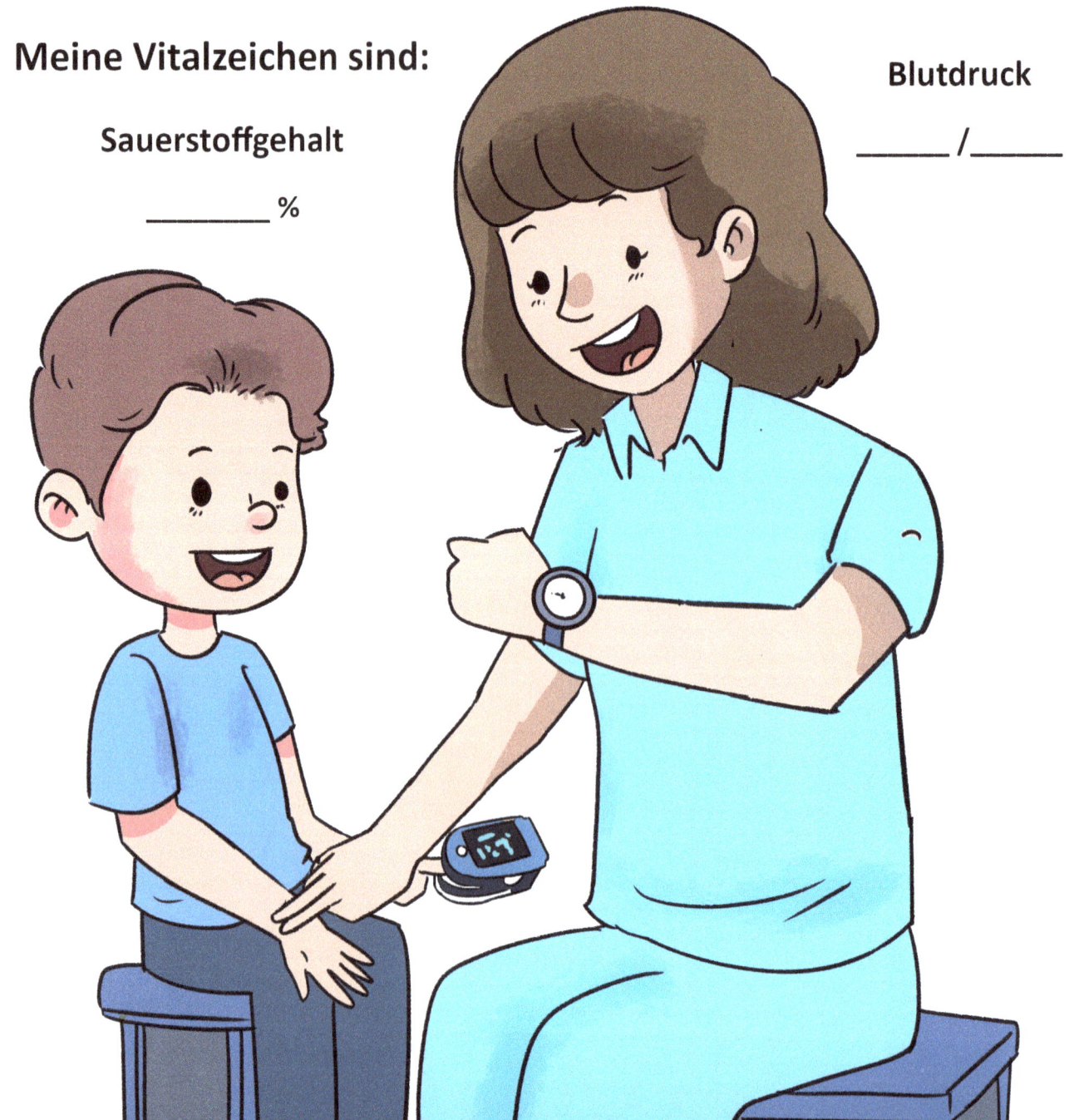

Möglicherweise überprüfen sie sogar dein Seh- und Hörvermögen, um sicherzustellen, dass diese ohne Probleme funktionieren.

Herzfrequenz

_____ Schläge pro Minute

Atmung

_____ Atemzüge pro Minute

Temperatur

_____

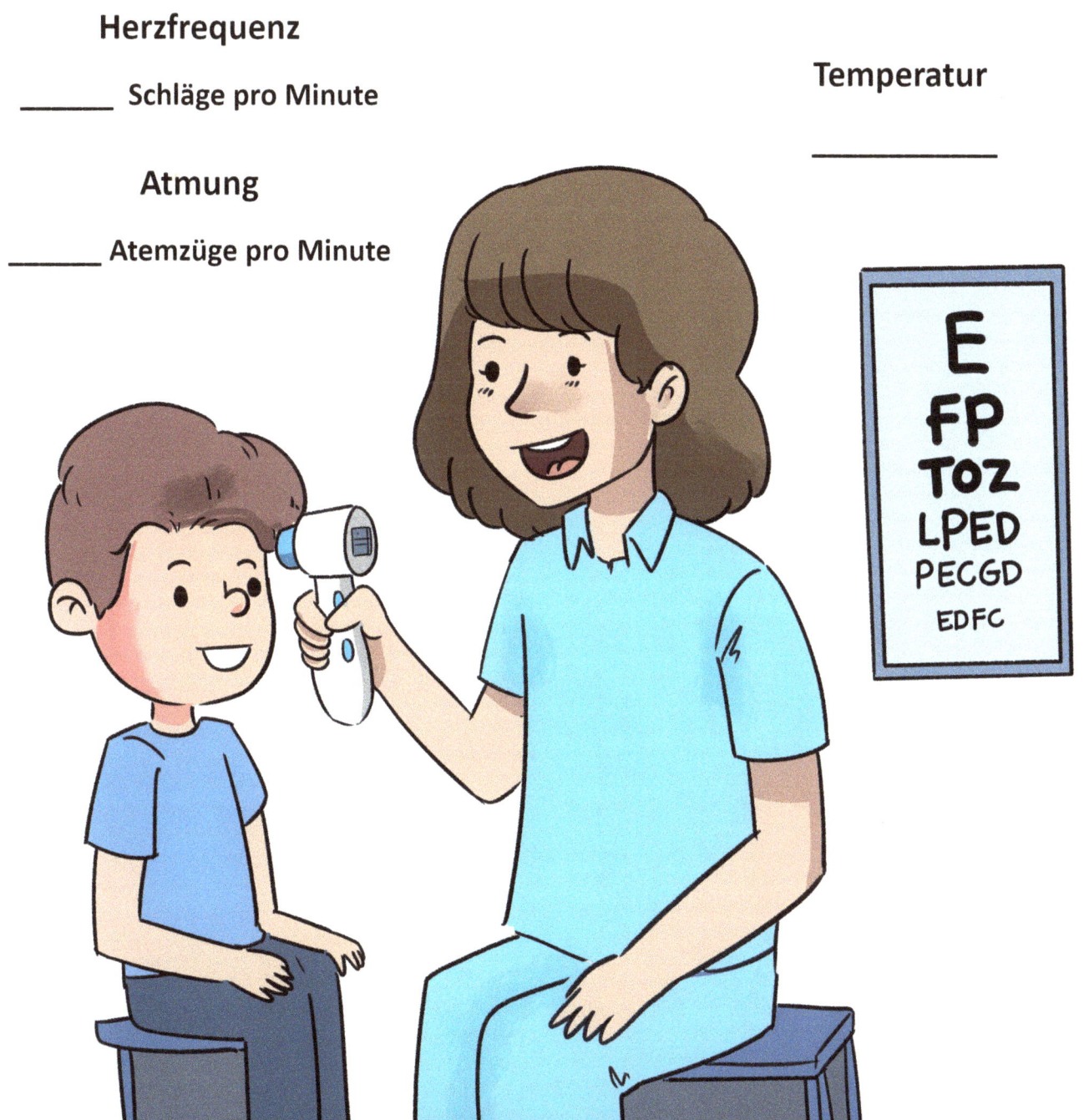

Jetzt lass uns das Zimmer genauer ansehen, in dem du dich befindest.

Kannst du die folgenden Dinge im Raum entdecken?

1) Eine Untersuchungsliege mit einem langen weißen Papier drauf
2) Besondere medizinische Instrumente (Leuchte) an der Wand
3) Einen Computerbildschirm
4) Einen Mülleimer
5) Eine Box mit Handschuhen
6) Verschiedene Stühle

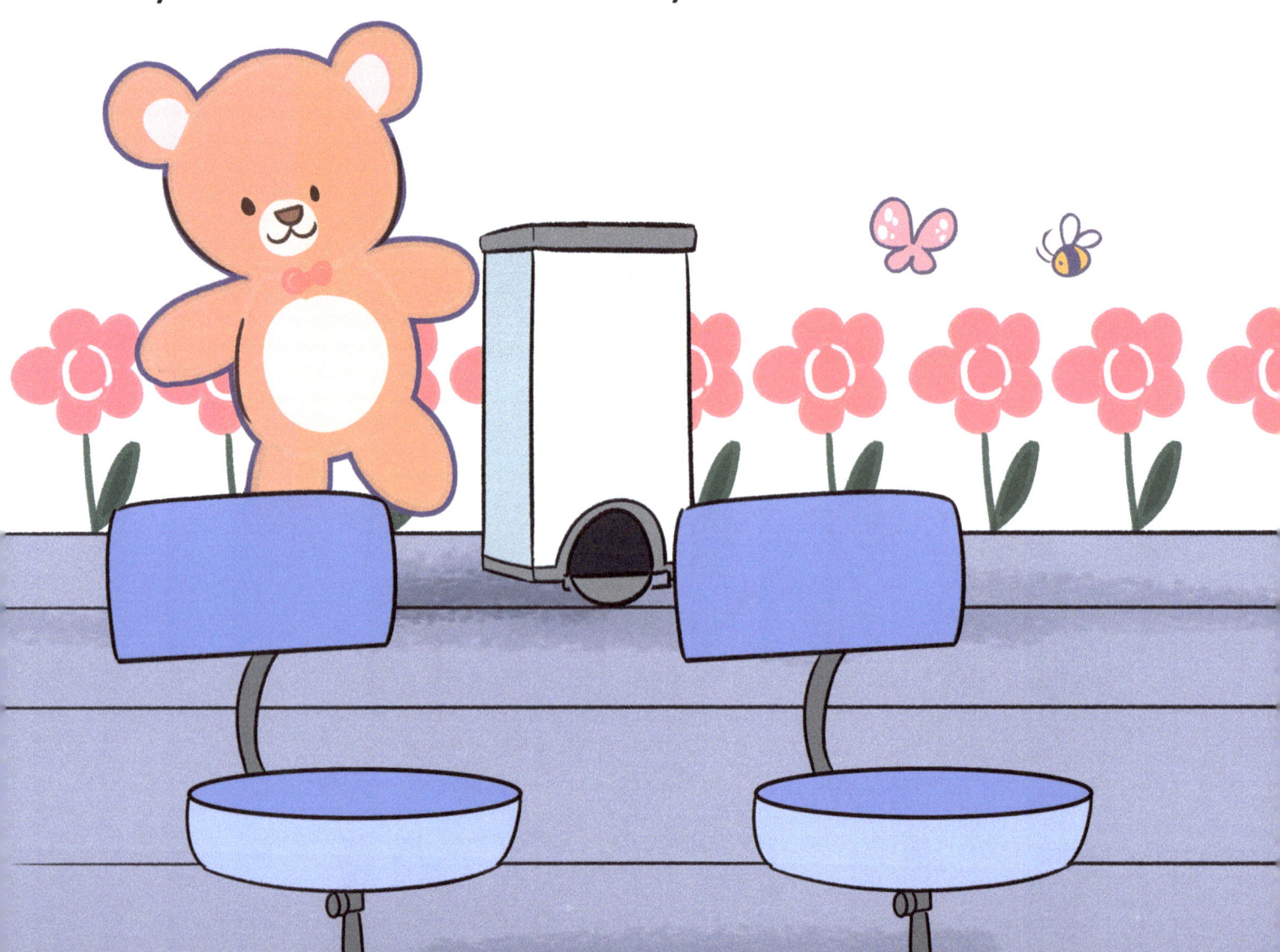

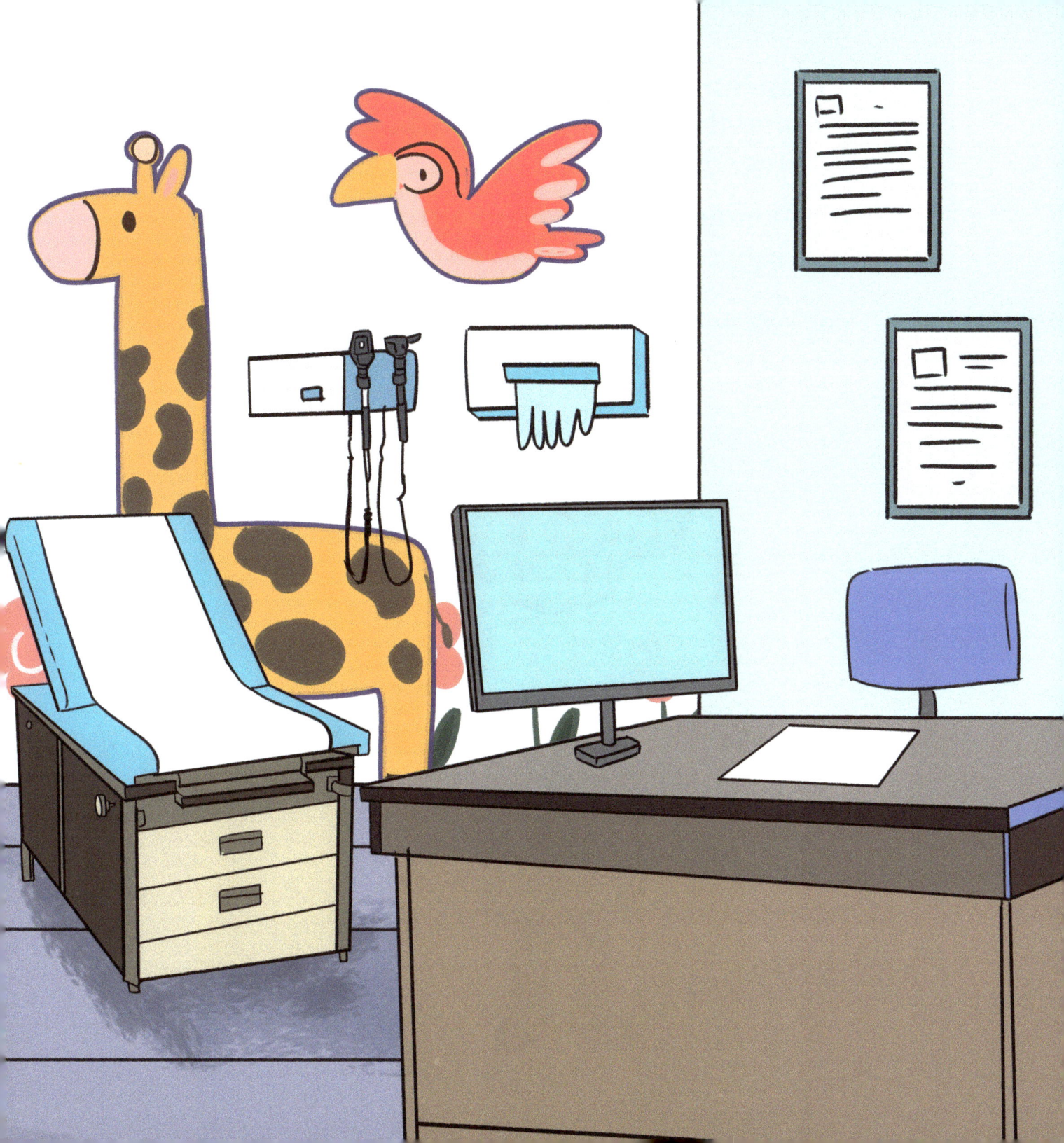

Manchmal musst du vielleicht auch ein Kleidungsstück anziehen, das aussieht wie ein umgedrehter Superhelden-Umhang.

Aber keine Sorge; dein Elternteil oder deine Begleitperson werden wir helfen.

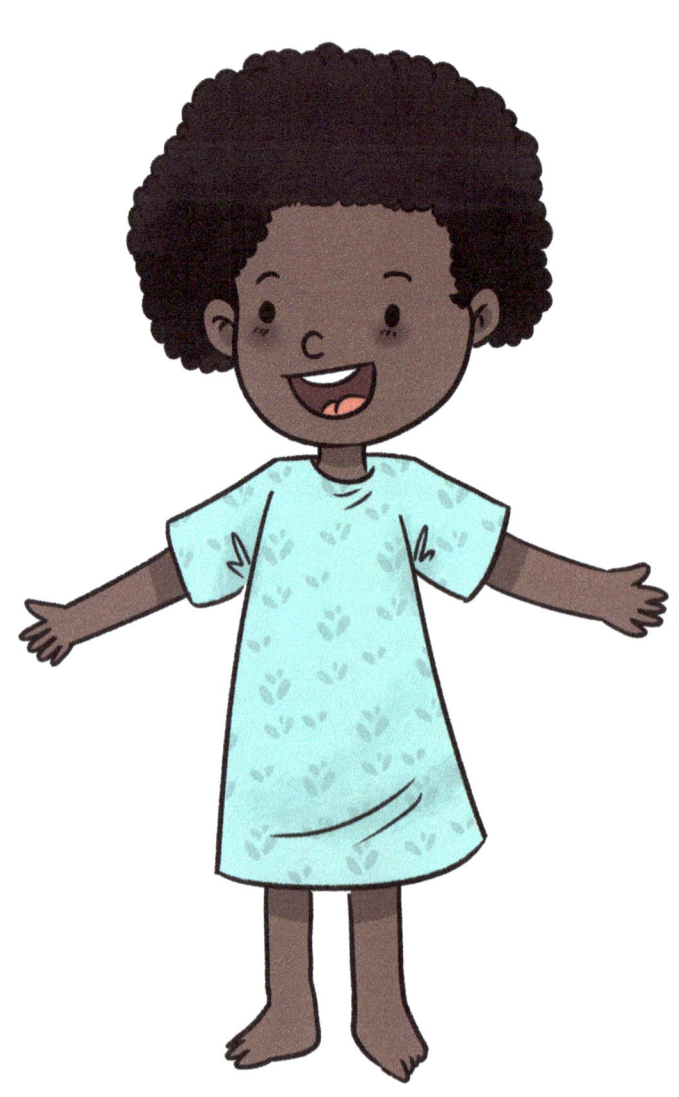

Bald wirst du dann auch deinen Kinderarzt sehen.

Dein Arzt ist freundlich, fürsorglich und passt auf dich auf.

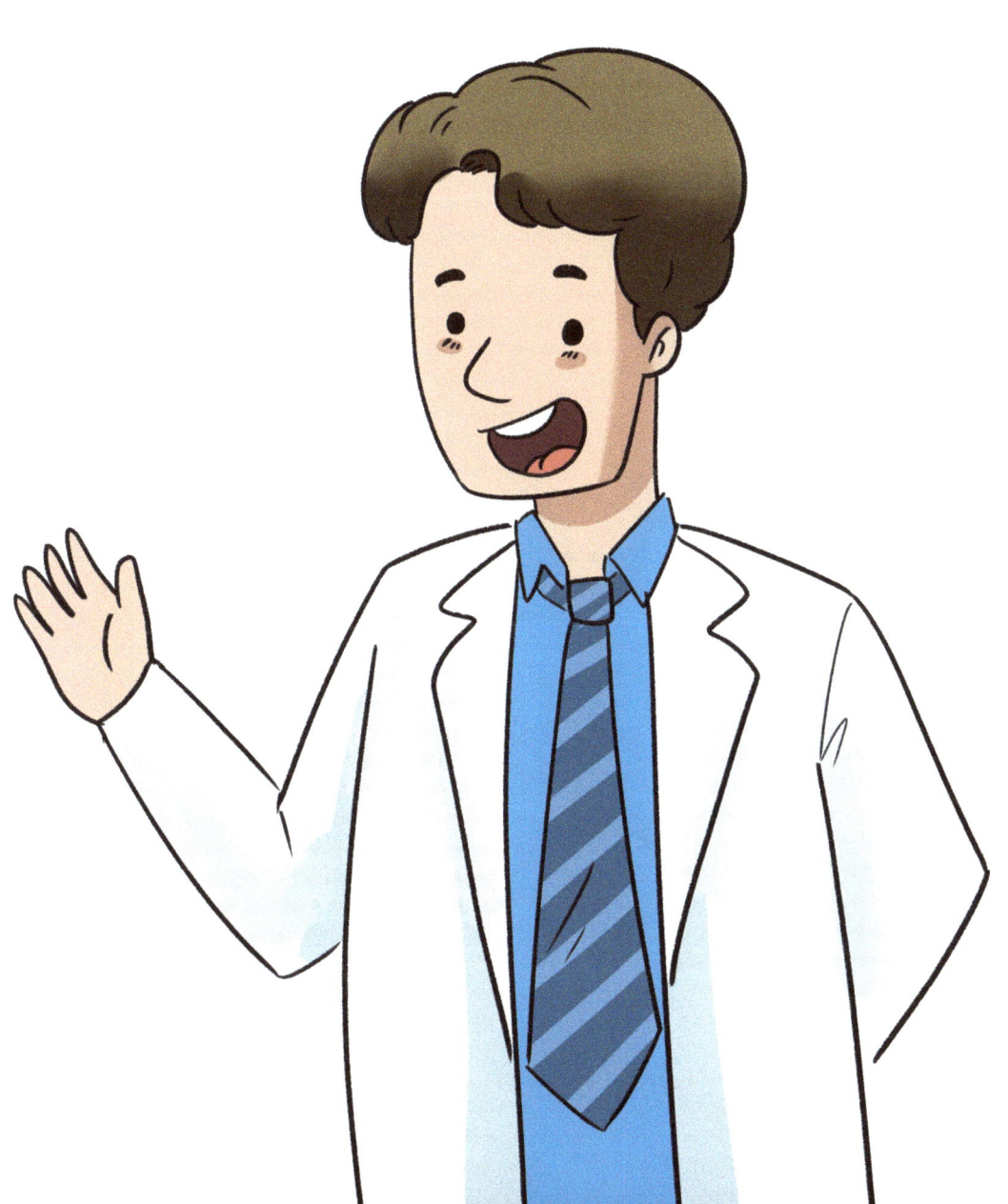

Dein Elternteil wird mit dem Arzt sprechen und ihm sagen, wie es dir in der letzten Zeit gegangen ist - oder du erzählst es dem Arzt selber.

Wenn du Fragen an deinen Arzt hast, hab keine Angst sie zu stellen.

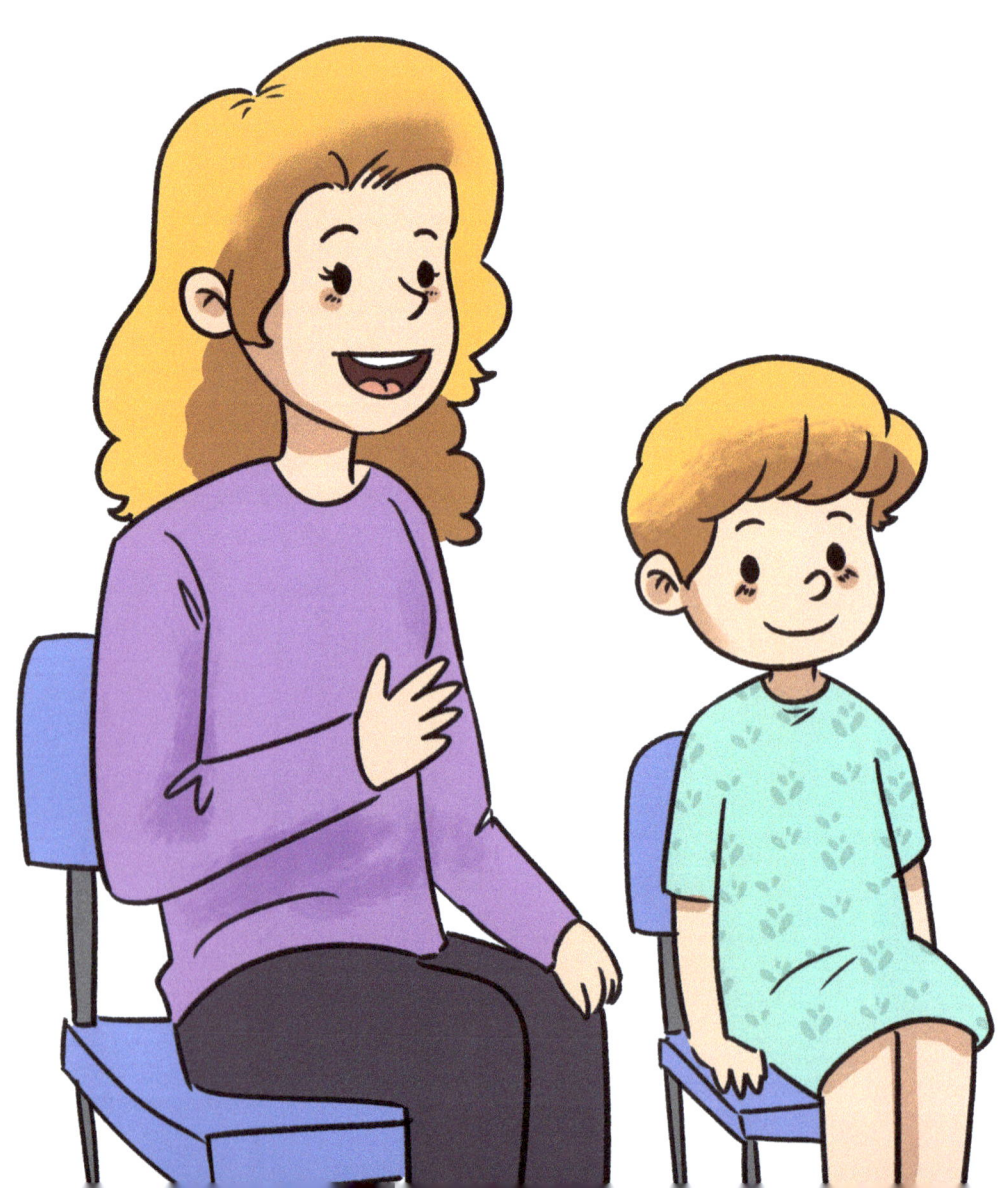

Schreib deine Fragen hier drunter auf.

_____

_____

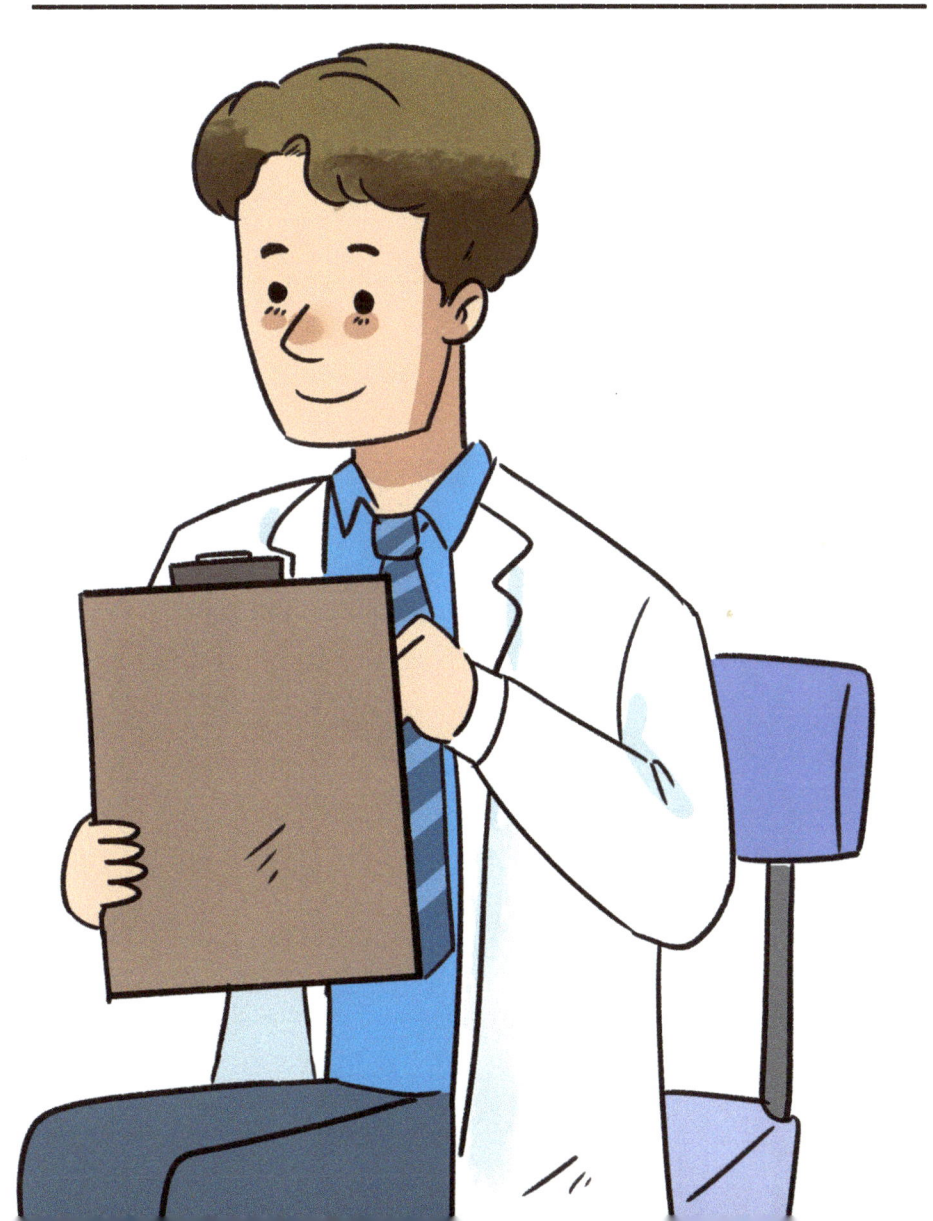

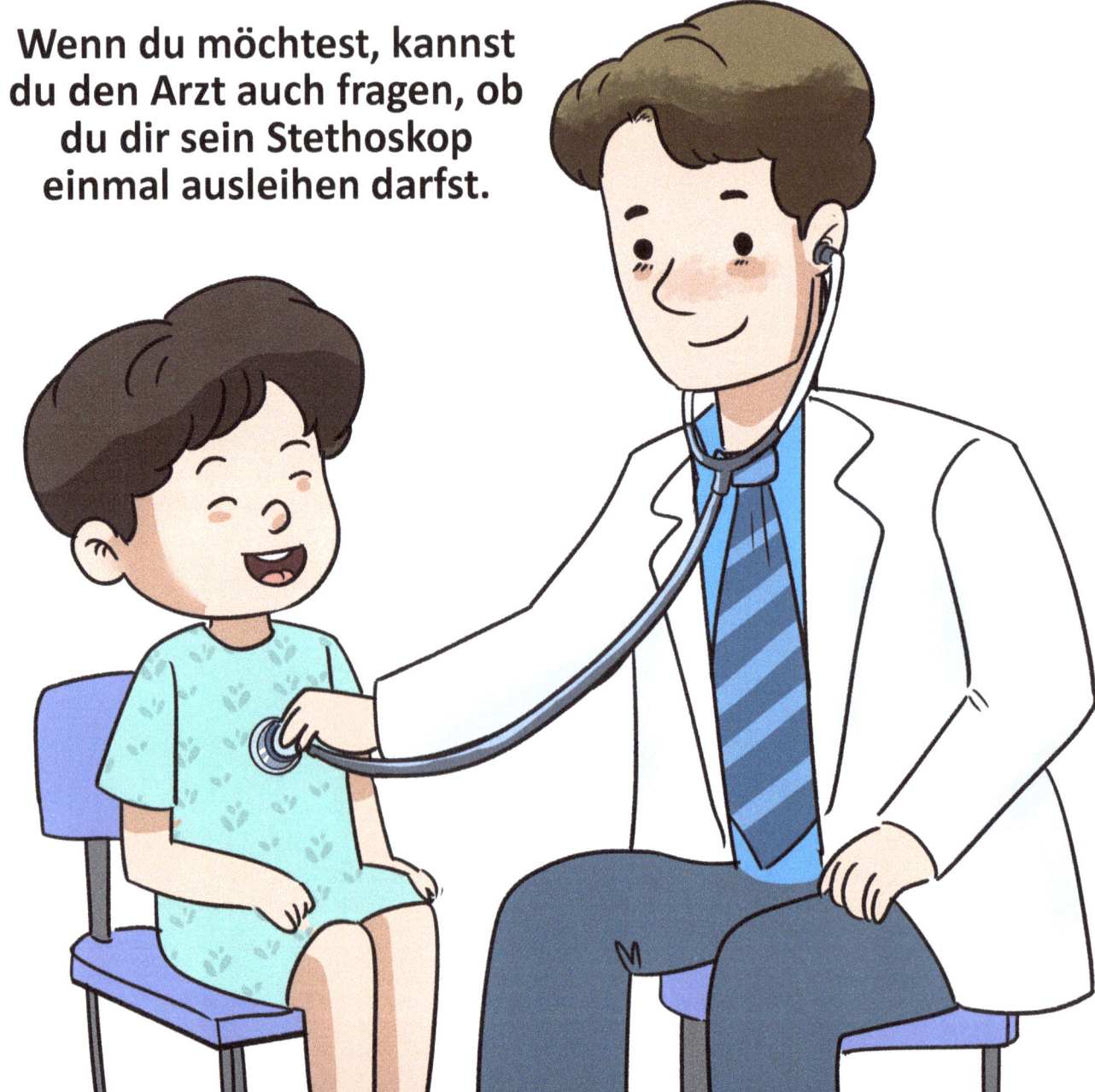

Dein Arzt wird dein Herz, deine Atmung und deinen Bauch mit seinem Stethoskop abhören. Es kann sein, dass sich das ein bisschen kalt anfühlt - aber weh tut es nicht.

Wenn du möchtest, kannst du den Arzt auch fragen, ob du dir sein Stethoskop einmal ausleihen darfst.

Außerdem werden deine Augen, deine Ohren, deine Nase und dein Mund mit speziellen Lampen untersucht.

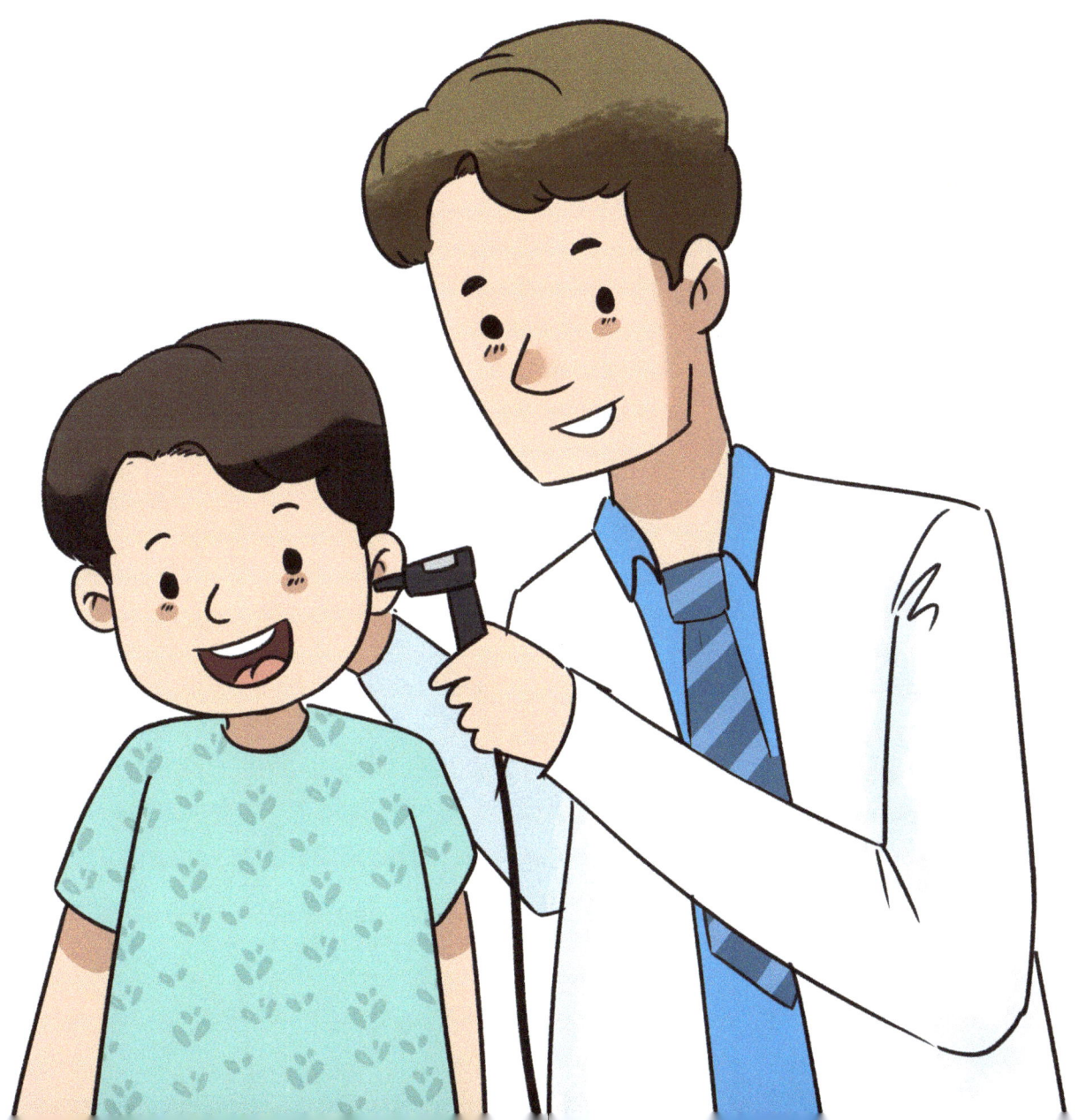

Manchmal benutzt der Arzt auch einen Holzstab, der wie ein Eisstiel aussieht, um deine Zunge damit sanft herunterzudrücken.

Kannst du „Ahhhh" sagen oder wie Dinosaurier oder Bär brüllen, damit dein Arzt noch besser in deinen Mund gucken kann?

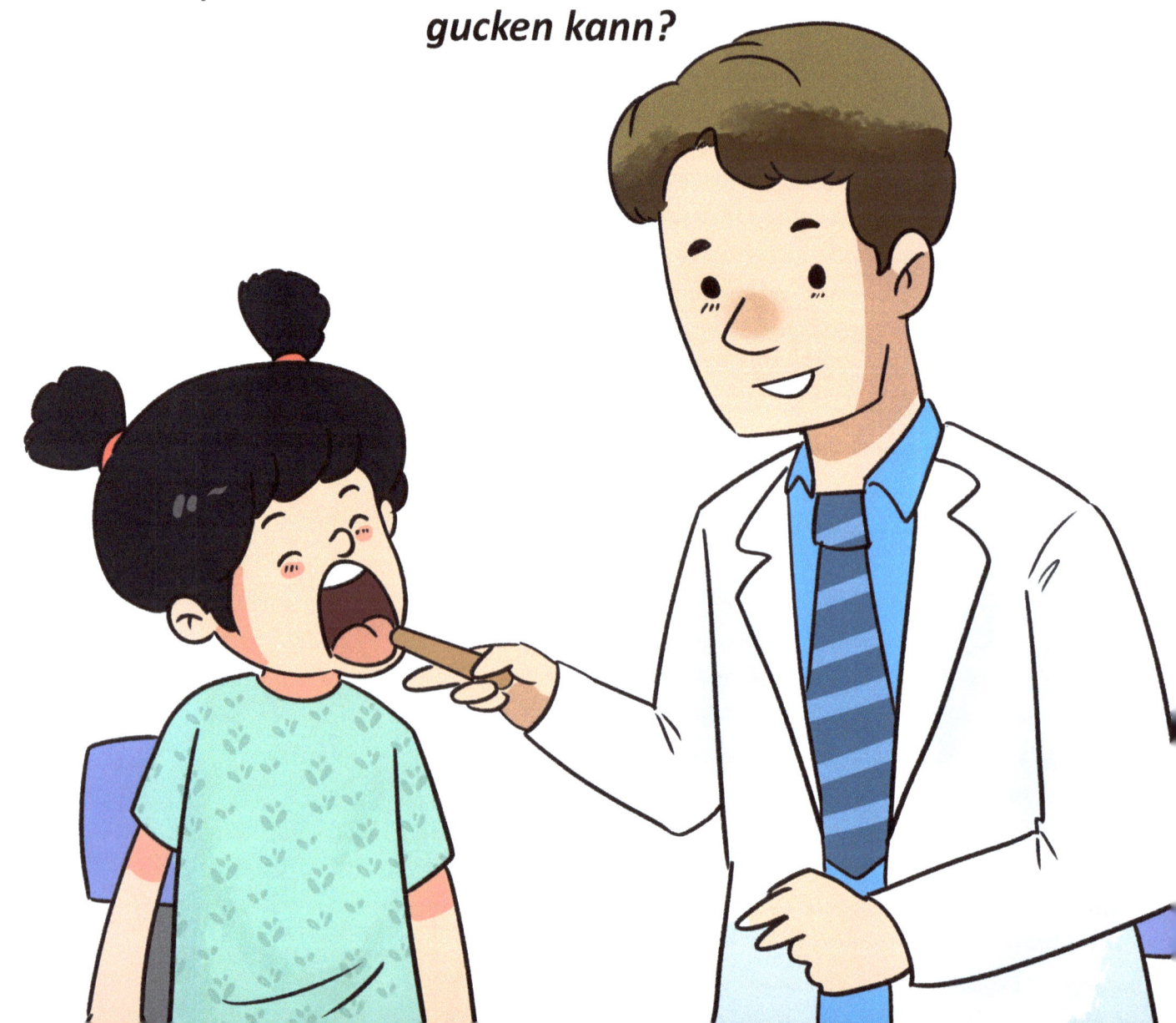

Manchmal bittet er dich, dass du deine Nase berührst.

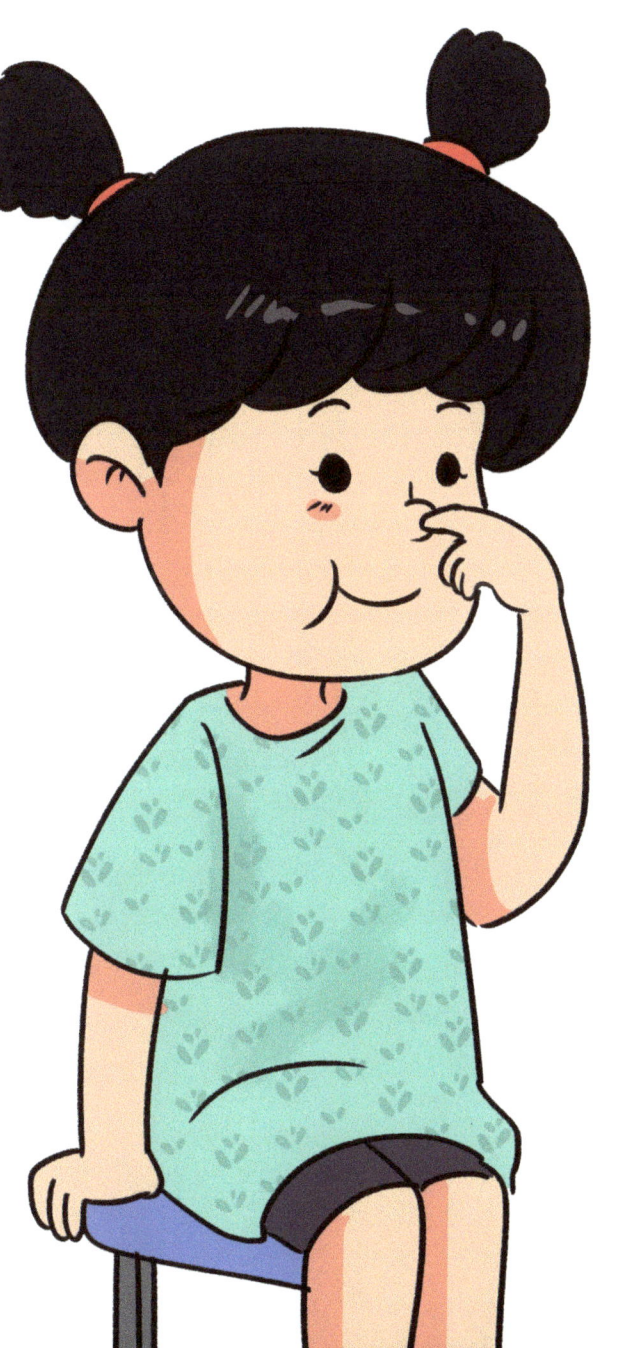

Kannst du deine Nasenspitze mit deinem linken Zeigefinger berühren?

Wie wäre es mit dem rechten Zeigefinger?

Du machst das super!

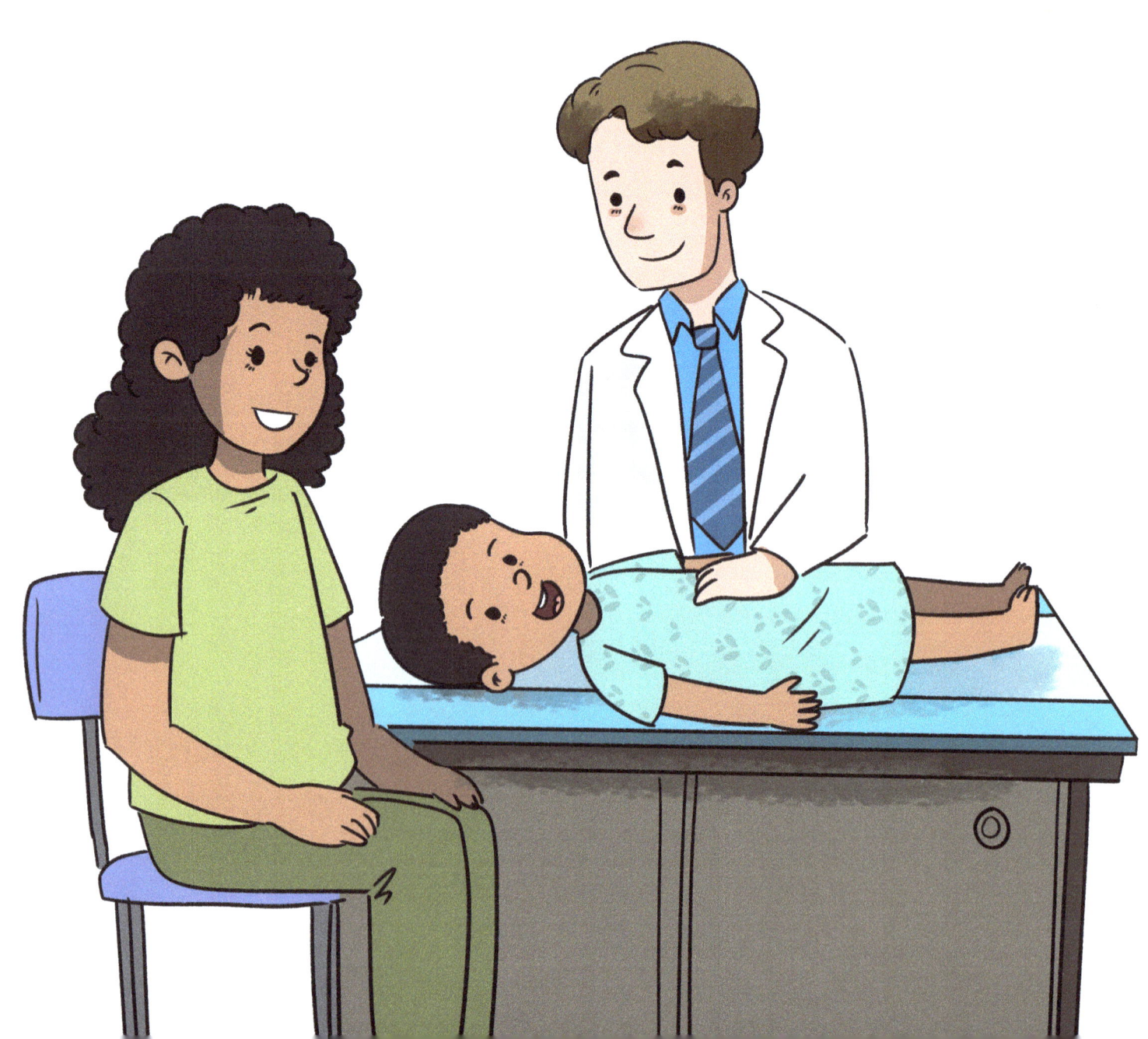

Jetzt wird dein Arzt vermutlich sanft auf dein Kinn, deinen Hals und auf deinem Bauch herumdrücken, damit er sicherstellen kann, dass alles gesund ist.

Vielleicht schaut er sich sogar die Unterseite der Füße an.

Keine Sorge: Dein Elternteil wird die ganze Zeit bei dir bleiben, damit du dich sicher fühlst.

Wenn dich etwas stört, kannst du das dem Arzt ruhig sagen.

Manche Kinder fangen an zu lachen, wenn der Arzt den Körper untersucht.

Bist du kitzlig?

Kreise deine Antwort ein: Ja oder Nein

Wer kringelt sich mehr, wenn er gekitzelt wird:
Du oder ein Wurm?

Glaubst du, dass du eine Weile stillhalten kannst?

Vielleicht beugst du deine Knie, um zu sehen, ob es gegen das Kitzeln hilft.

Dein Arzt könnte auch deine Reflexe überprüfen. Das sind Reaktionen, die von deinem Körper einfach durchgeführt werden, ohne dass du sie steuern kannst. Hierzu wird er sanft unter deinen Knien oder an deinen Armen mit einem Reflexhammer aus Gummi klopfen.

Entspanne dich und lass den Reflexhammer seine Arbeit machen.

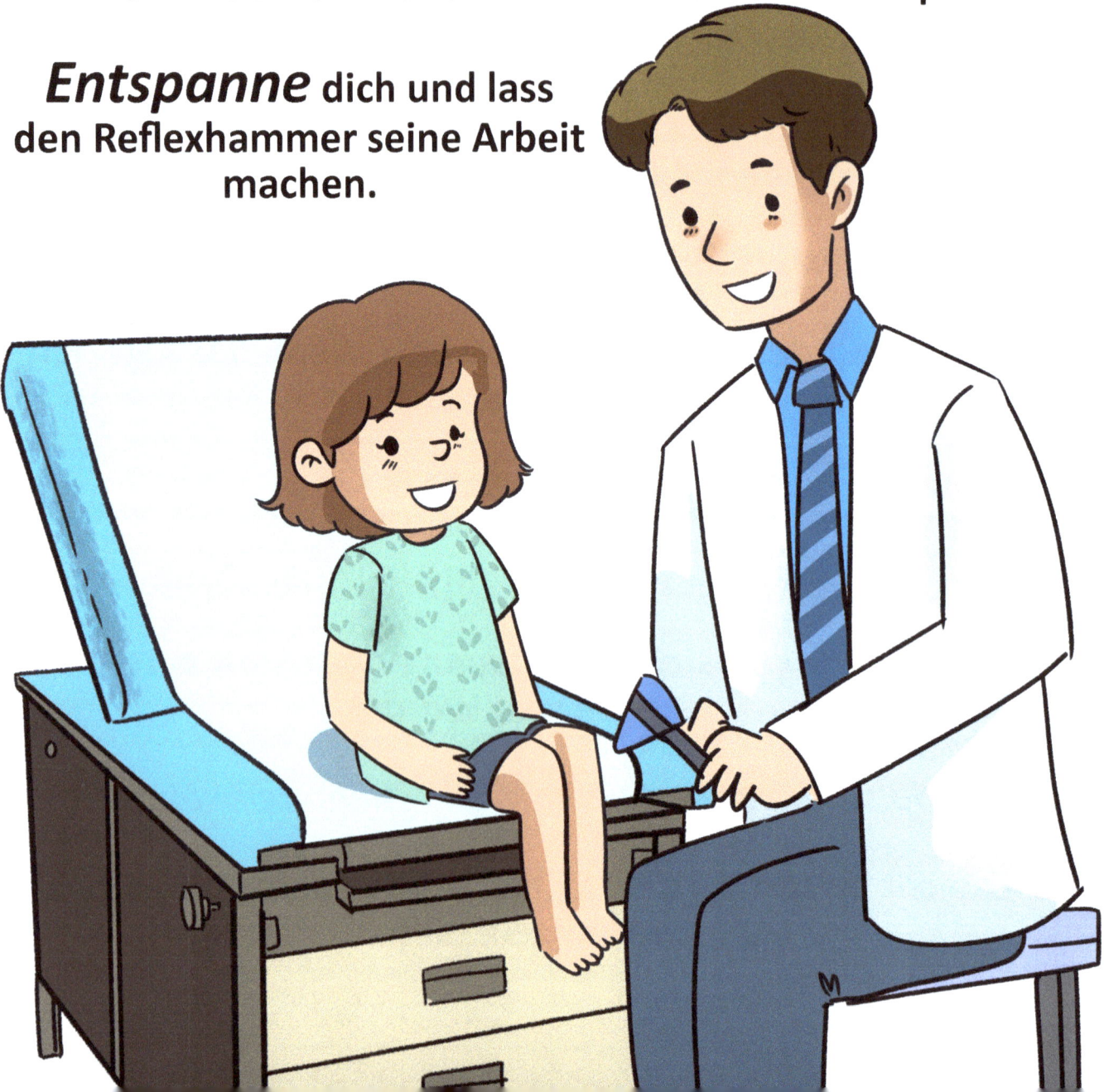

Weißt du schon, was passiert, wenn der Reflexhammer deine Knie berührt?

Wie hat sich das angefühlt?

Hat es dich zum Kichern gebracht?

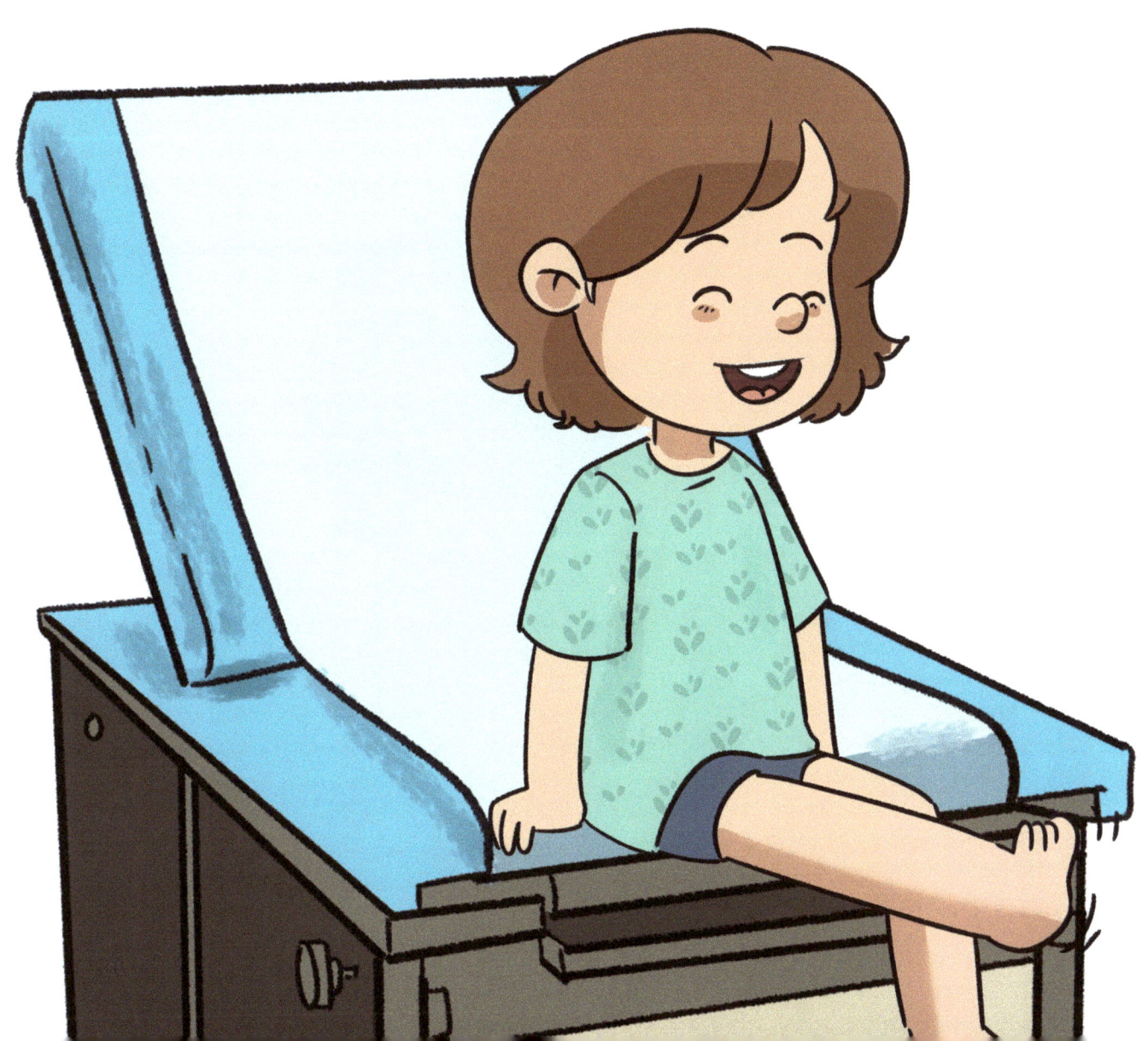

Jetzt könnte dein Arzt noch deine Wirbelsäule und deine Gelenke an deinen Schultern, den Ellbogen, deine Handgelenke, die Hüfte und Knie sowie deine Knöchel prüfen.

Manchmal schaut er sich auch den Bereich an, der durch deine Unterhose versteckt wird, um sicher zu sein, dass alles gesund aussieht.

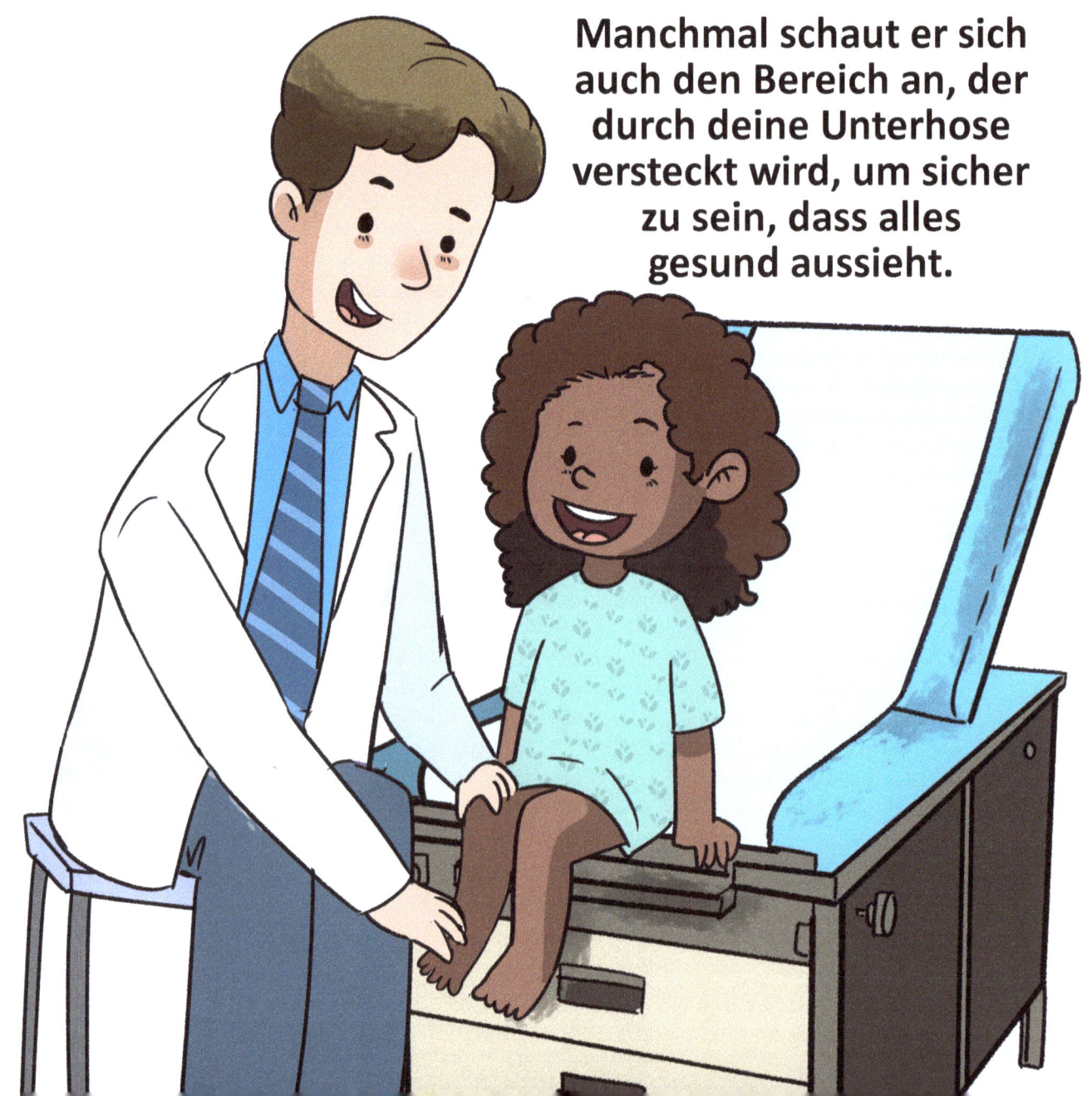

Aber keine Sorge: deine Eltern sind die ganze Zeit dabei und passen auf dich auf.

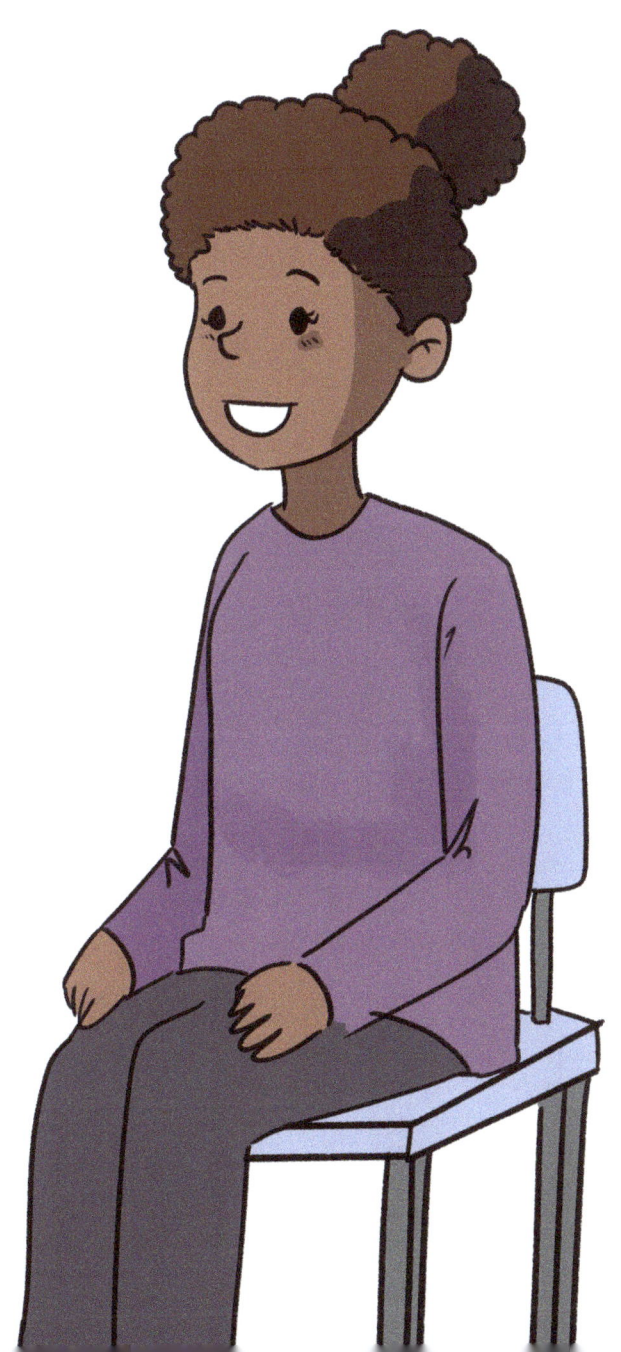

Nachdem dein Arzt dich jetzt von Kopf bis unter den Fuß untersucht hat und hoffentlich alles in Ordnung ist, steht das Ende deines Abenteuers in der Arztpraxis an.

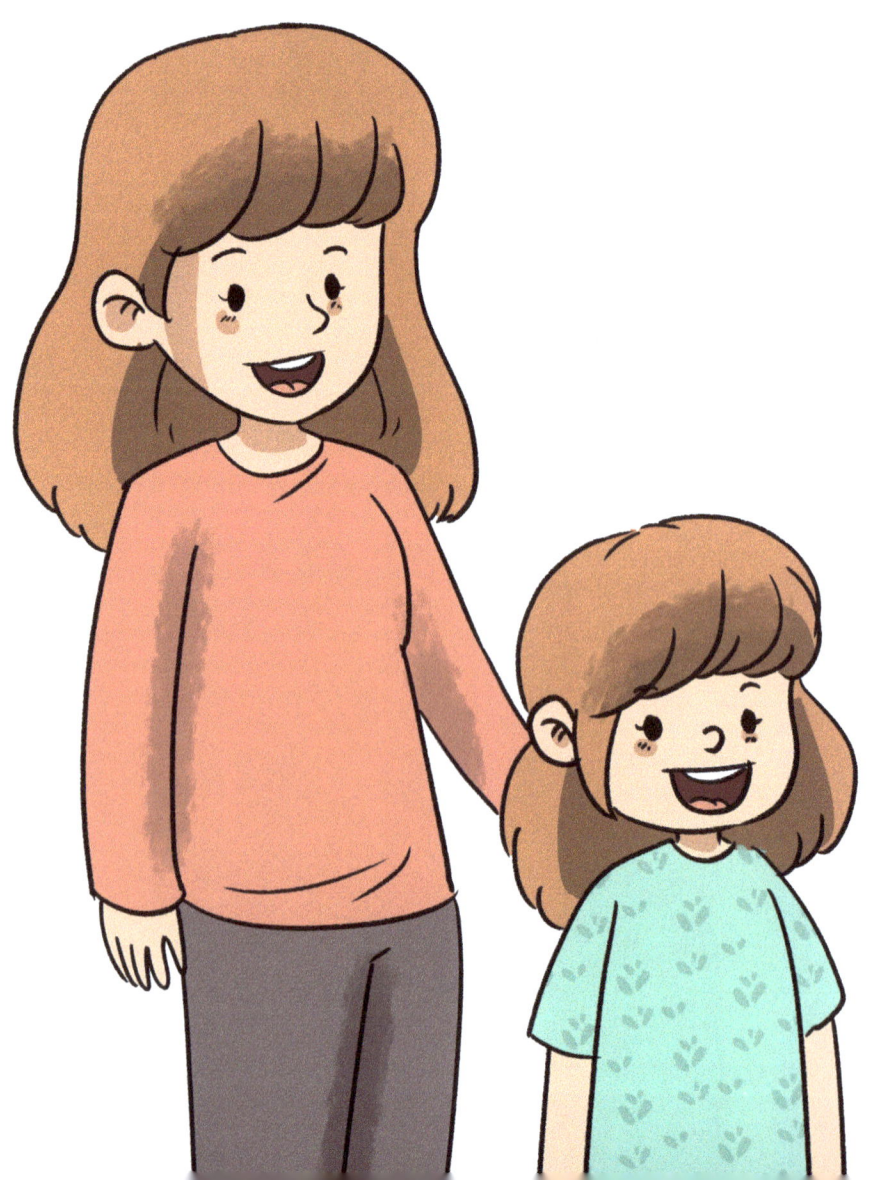

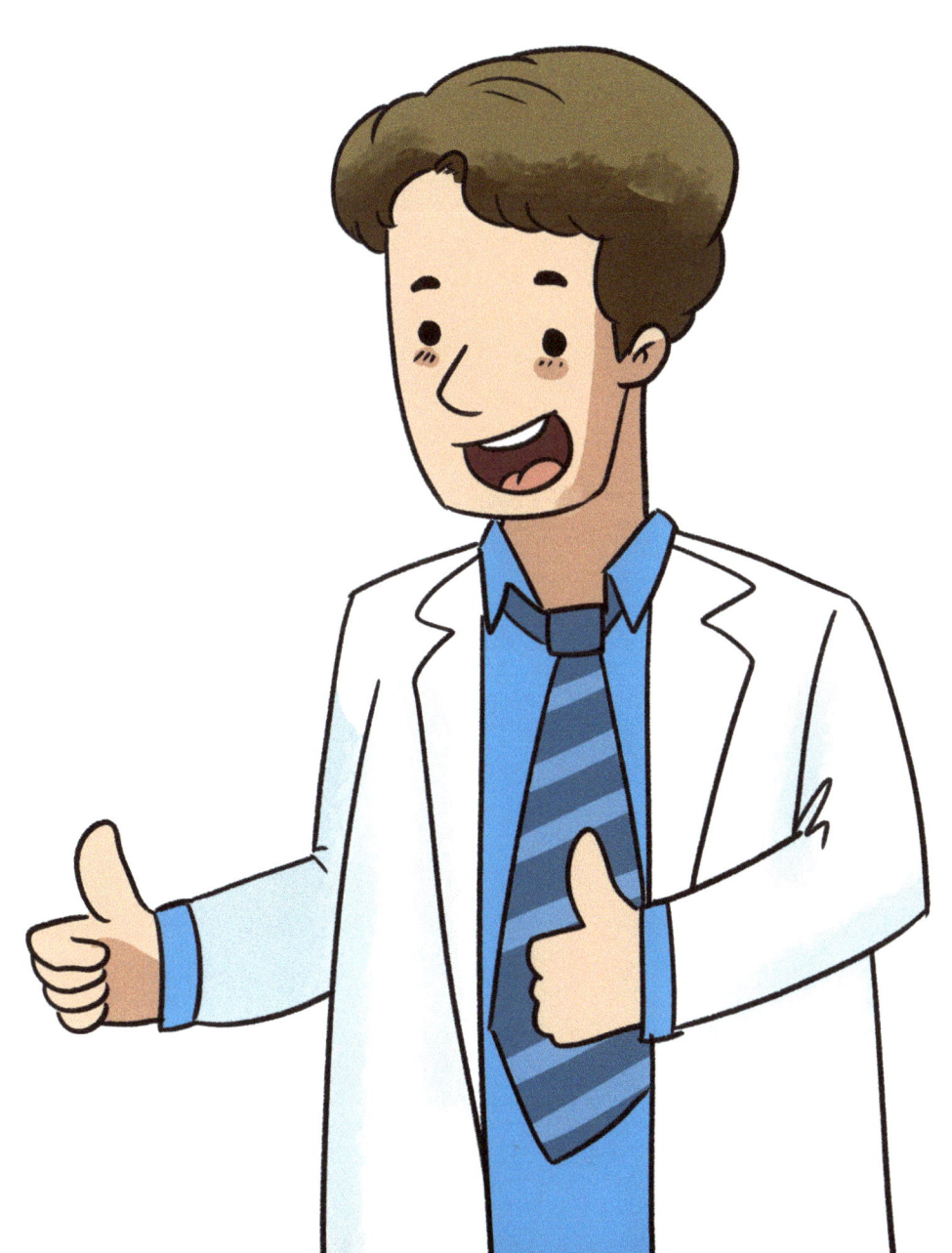

Manchmal kriegst du vielleicht noch eine kleine Spritze am Arm oder Oberschenkel mit einem kurzen, kleinen Pieks verpasst.

Atme tief ein und aus.

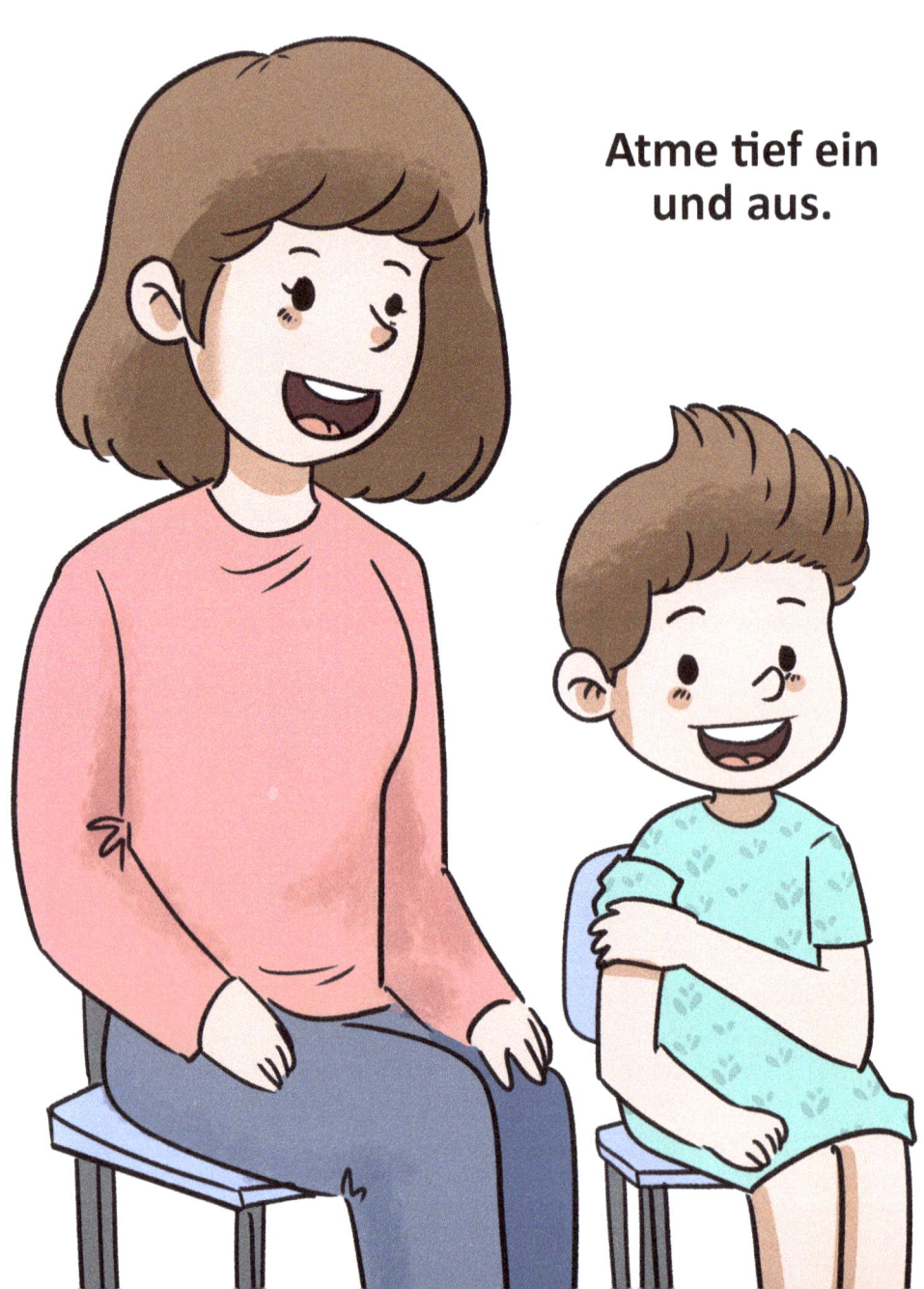

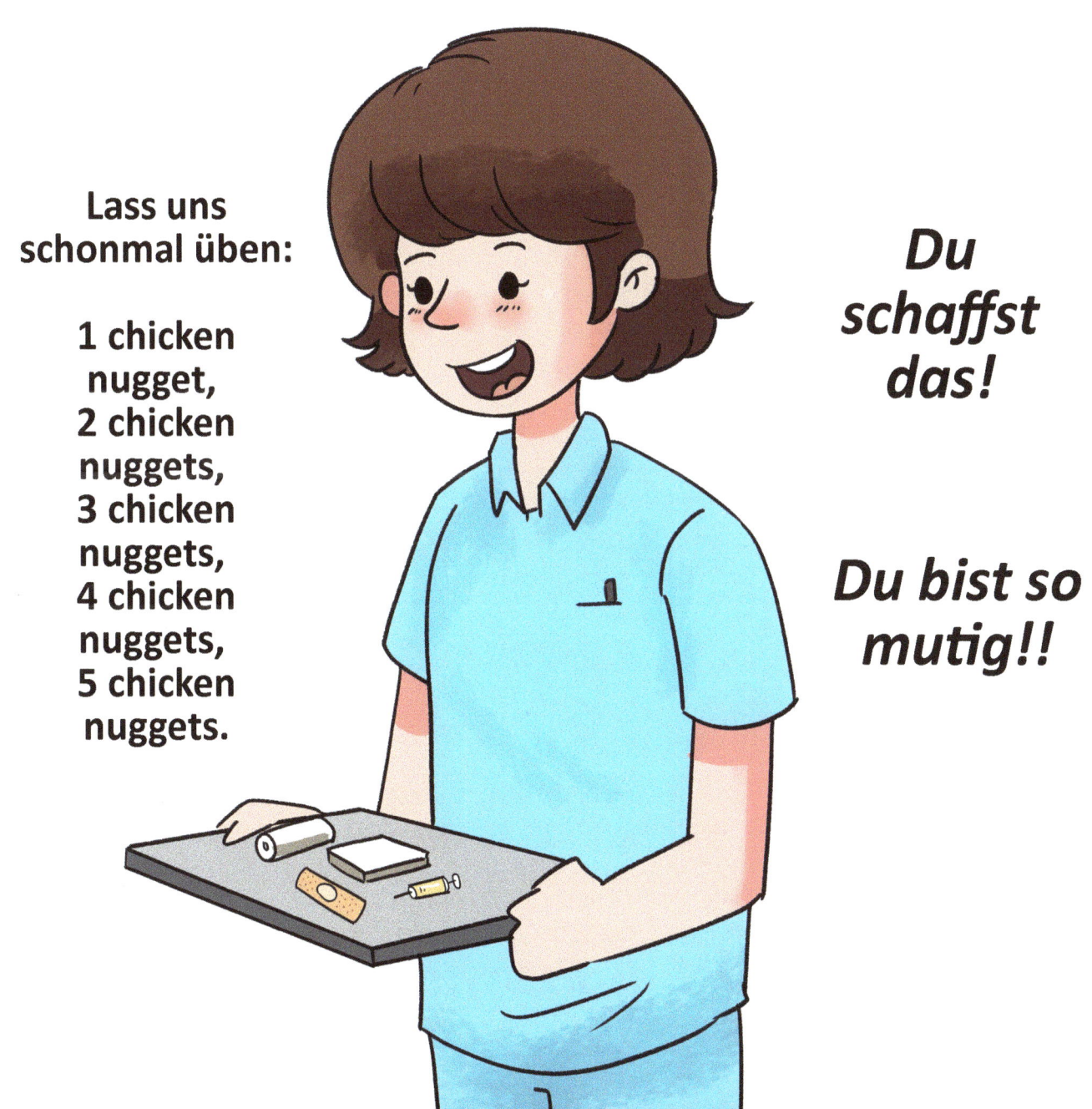

Was willst du nach deinem Arztbesuch als nächstes machen?

Eine Party? Eine Feier?

Wie feierst du am liebsten?

Male oder schreibe deinen Partyplan unten auf.

Du hast es geschafft! Super!

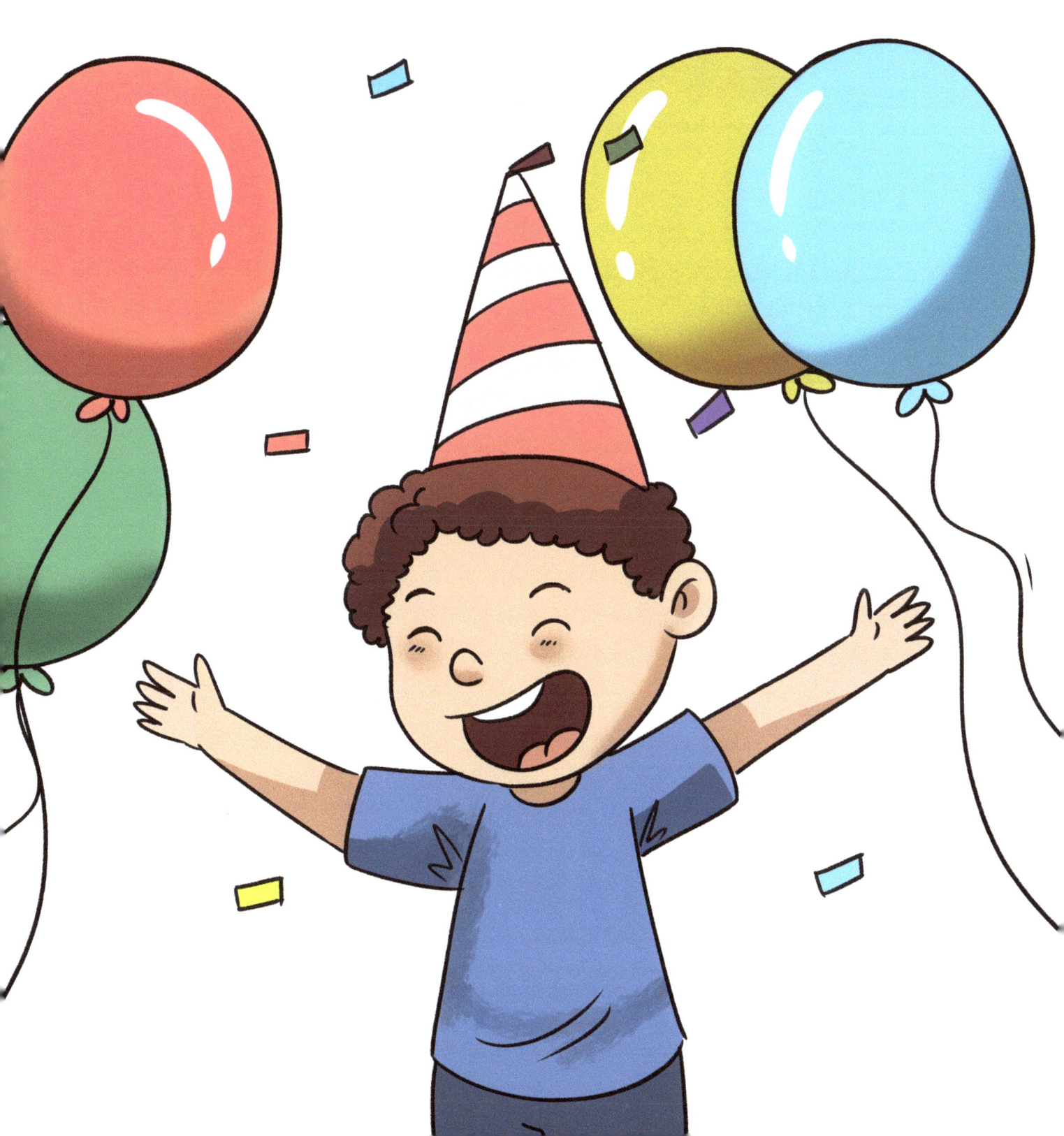

Hat dieses Buch deinem Kind geholfen?
Wenn ja, würde ich mich sehr freuen darüber zu hören!

www.amazon.de/gp/product-review/B0DPFZVN71

Weitere Bücher können hier gefunden werden: www.fzwbooks.com

Kontakt mit der Autorin

E-mail: books@fzwbooks.com   facebook/instagram: @FZWbooks

Haftungsausschluss

Es sollte beachtet werden, dass die Illustrationen nicht immer maßstabsgetreu sind.

Dieses Buch wurde zu Informations-, Bildungs- und persönlichen Entwicklungszwecken verfasst und sollte nicht als Ersatz für medizinischen Rat verwendet werden.

Bei Fragen oder Problemen zur medizinischen Versorgung sollte der zuständige Arzt des Kindes kontaktiert werden. Es kann keine Garantie dafür ausgesprochen werden, dass die Erlebnisse des Kindes im Krankenhaus den beschriebenen Situationen entsprechen werden.

Die Autorin und der Verlag sind weder direkt noch indirekt verantwortlich für etwaige Schäden, finanzielle Verluste oder sonstige Probleme, die aufgrund der Informationen in diesem Buch entstehen. Durch das Lesen dieses Buches erklären sich die Leser damit einverstanden, die Autorin und den Verlag nicht für Schäden, die durch Fehler, Ungenauigkeiten oder Auslassen von Informationen in diesem Buch entstehen könnten, verantwortlich zu machen.

Es sollte beachtet werden, dass die Erfahrung des Kindes im Krankenhaus stark abhängig von örtlichen Begebenheiten, der Einrichtung, einer etwaigen Notfallsituation und auch dem zuständigen medizinischen Team abhängt.

Daher sollte dieses Buch immer in Verbindung mit Empfehlung der zuständigen (Kinder-)Ärzte verwendet werden. Vielen Dank.

Über die Autorin

Dr. Fei Zheng-Ward ist Anästhesistin und versteht daher die Befürchtungen, die bei Kindern und Erwachsenen um eine Operation bestehen. Ihr Ziel ist es durch medizinische Bücher den Patienten nützliche Informationen bereitzustellen, damit sie ein besseres Verständnis für die Abläufe vor, während und nach einer Operation bekommen.

Die Leserinnen und Leser sollen befähigt werden, informierte Entscheidungen zu treffen und sich so bei ihrer anstehenden Operation möglichst wohl fühlen.

Als praktizierende Ärztin möchte sie von ihren Patienten für ihre Detailgenauigkeit, ihr Engagement für eine einfühlsame und individuelle Patientenbetreuung sowie für ihre starke Präsenz in der Patientenvertretung während des perioperativen Zeitraums respektiert werden.

Sie versteht die Bedeutung des emotionalen und körperlichen Wohlbefindens im Zusammenspiel und setzt sich für die Autonomie ihrer Patienten ein.

Neben ihrer klinischen Tätigkeit engagiert sich Dr. Zheng-Ward aktiv in der medizinischen Ausbildung und trägt zu medizinischen Fachzeitschriften und staatlichen sowie nationalen Konferenzen bei.

Mehr über Dr. Fei Zheng-Ward:

- Fachärztin für Anästhesiologie (Board Certification in USA)

- Facharztausbildung in Anästhesiologie am Johns Hopkins Hospital in Baltimore, MD

- Master-Abschluss in Public Health (MPH) von der Dartmouth Medical School in Hanover, NH

Bücher von der Autorin

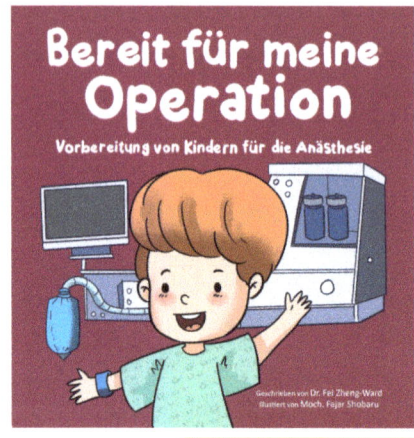
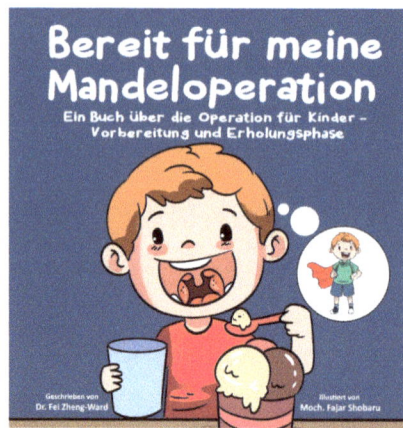
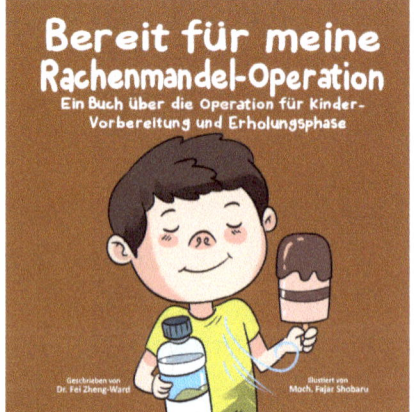
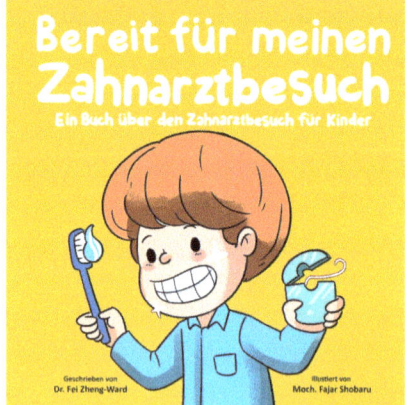
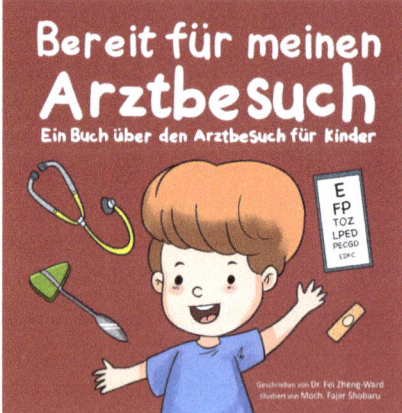
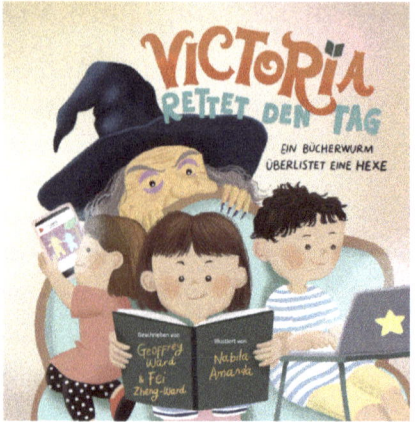

www.ingramcontent.com/pod-product-compliance
Lightning Source LLC
Chambersburg PA
CBHW040000040426
42337CB00032B/5175